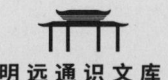

明远通识文库

● 通川至海，立一识大

四川大学通识教育读本编委会

主　任
游劲松

委　员
（按姓氏笔画排序）

王　红	王玉忠	左卫民	石　坚
石　碧	叶　玲	吕红亮	吕建成
李　怡	李为民	李昌龙	肖先勇
张　林	张宏辉	罗懋康	庞国伟
侯宏虹	姚乐野	党跃武	黄宗贤
曹　萍	曹顺庆	梁　斌	詹石窗
	熊　林	霍　巍	

主 编 蒋小辉 沈 英 李定明

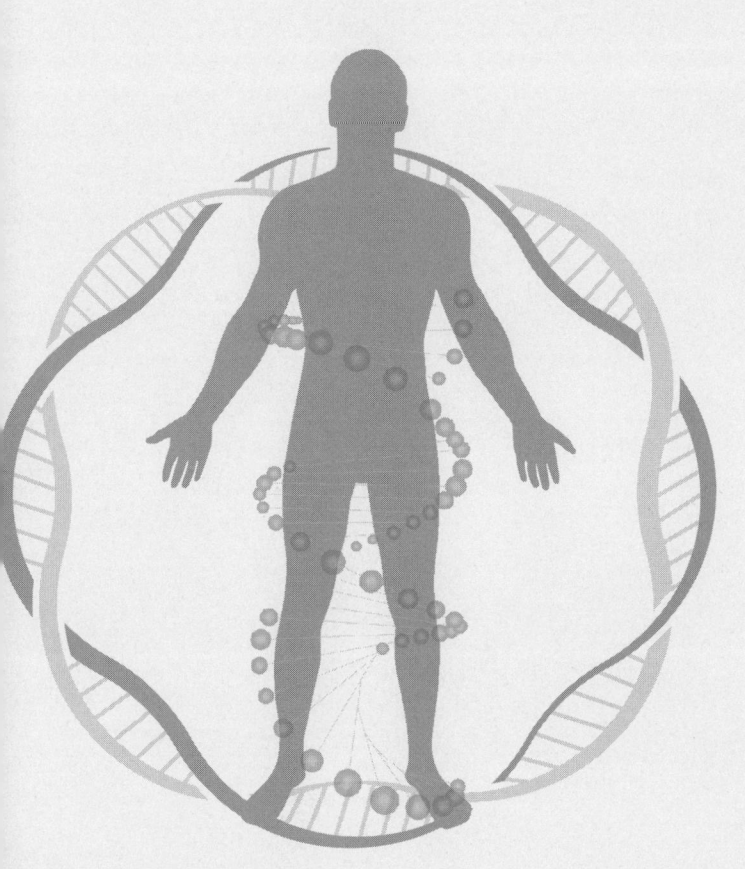

敬畏生命

全 生 命 周 期 健 康

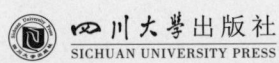

四川大学出版社
SICHUAN UNIVERSITY PRESS

| 总 序 |

通识教育的"川大方案"

◎ 李言荣

大学之道，学以成人。作为大学精神的重要体现，以培养"全人"为目标的通识教育是对"人的自由而全面的发展"的积极回应。自19世纪初被正式提出以来，通识教育便以其对人类历史、现实及未来的宏大视野和深切关怀，在现代教育体系中发挥着无可替代的作用。

如今，全球正经历新一轮大发展大变革大调整，通识教育自然而然被赋予了更多使命。放眼世界，面对社会分工的日益细碎、专业壁垒的日益高筑，通识教育能否成为砸破学院之"墙"的有力工具？面对经济社会飞速发展中的常与变、全球化背景下的危与机，通识教育能否成为对抗利己主义，挣脱偏见、迷信和教条主义束缚的有力武器？面对大数据算法用"知识碎片"织就的"信息茧房"、人工智能向人类智能发起的重重挑战，通识教育能否成为人类叩开真理之门、确证自我价值的有效法宝？凝望中国，我们正前所未有地靠近世界舞台中心，前所未有地接近实现中华民族伟大复兴，通识教育又该如何助力教育强国建设，培养出一批堪当民族复兴重任的时代新人？

这些问题都需要通识教育做出新的回答。为此，我们必须立足当下、面向未来，立足中国、面向世界，重新描绘通识教育的蓝图，给出具有针对性、系统性、实操性和前瞻性的方案。

一般而言，通识教育是超越各学科专业教育，针对人的共性、公民的共性、技能的共性和文化的共性知识和能力的教育，是对社会中不同人群的共同认识和价值观的培养。时代新人要成为面向未来的优秀公民和创新人才，就必须具有健全的人格，具有人文情怀和科学精神，具有独立生活、独立思考和独立研究的能力，具有社会责任感和使命担当，具有足以胜任未来挑战的全球竞争力。针对这"五个具有"的能力培养，理应贯穿通识教育始终。基于此，我认为新时代的通识教育应该面向五个维度展开。

第一，厚植家国情怀，强化使命担当。如何培养人是教育的根本问题。时代新人要肩负起中华民族伟大复兴的历史重任，首先要胸怀祖国，情系人民，在伟大民族精神和优秀传统文化的熏陶中潜沉情感、超拔意志、丰博趣味、豁朗胸襟，从而汇聚起实现中华民族伟大复兴的磅礴力量。因此，新时代的通识教育必须聚焦立德树人这一根本任务，为学生点亮领航人生之灯，使其深入领悟人类文明和中华优秀传统文化的精髓，增强民族认同与文化自信。

第二，打好人生底色，奠基全面发展。高品质的通识教育可转化为学生的思维能力、思想格局和精神境界，进而转化为学生直面飞速发展的世界、应对变幻莫测的未来的本领。因此，无论学生将来会读到何种学位、从事何种工作，通识教育都应该聚焦"三观"培养和视野拓展，为学生搭稳登高望远之梯，使其有机会多了解人类文明史，多探究人与自然的关系，这样才有可能培养出德才兼备、软硬实力兼具的人，培养出既有思维深度又不乏视野广度的人，培养出开放阳光又坚韧不拔的人。

第三，提倡独立思考，激发创新能力。当前中国正面临"两个大局"，经济、社会等各领域的高质量发展都有赖于科技创新的支撑、引领、推动。而通识教育的力量正在于激活学生的创新基因，使其提出有益的质疑与反思，享受创新创造的快乐。因此，新时代的通识教育必须聚焦独立思考能力和底层思维方式的训练，为学生打造破冰拓土之船，使其从惯于模仿向敢于质疑再到勇于创新转变。同时，要使其多了解世界科技史，使其产生立于人类历史之巅鸟瞰人类文明演进的壮阔之感，进而生发创新创造的欲望、填补空白的冲动。

第四，打破学科局限，鼓励跨界融合。当今科学领域的专业划分越来越细，既碎片化了人们的创新思想和创造能力，又稀释了科技资源，既不利于创新人才的培养，也不利于"从0到1"的重大原始创新成果的产生。而通识教育就是要跨越学科界限，实现不同学科间的互联互通，凝聚起高于各学科专业知识的科技共识、文化共识和人性共识，直抵事物内在本质。这对于在未来多学科交叉融通解决大问题非常重要。因此，新时代的通识教育应该聚焦学科交叉融合，为学生架起游弋穿梭之桥，引导学生更多地以"他山之石"攻"本山之玉"。其中，信息技术素养的培养是基础中的基础。

第五，构建全球视野，培育世界公民。未来，中国人将越来越频繁地走到世界舞台中央去展示甚至引领。他们既应该怀抱对本国历史的温情与敬意，深刻领悟中华优秀传统文化的精髓，同时又必须站在更高的位置打量世界，洞悉自身在人类文明和世界格局中的地位和价值。因此，新时代的通识教育必须聚焦全球视野的构建和全球胜任力的培养，为学生铺就通往国际舞台之路，使其真正了解世界，不孤陋寡闻，真正了解中国，不妄自菲薄，真正了解人类，不孤芳自赏；不仅关注自我、关注社会、关注国家，还关注世界、关注人类、关注未来。

我相信，以上五方面齐头并进，就能呈现出通识教育的理想图景。但从现实情况来看，我们目前所实施的通识教育还不能充分满足当下及未来对人才的需求，也不足以支撑起民族复兴的重任。其问题主要体现

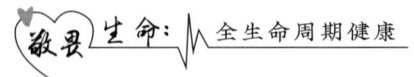

在两个方面：

其一，问题导向不突出，主要表现为当前的通识教育课程体系大多是按预设的知识结构来补充和完善的，其实质仍然是以院系为基础、以学科专业为中心的知识教育，而非以问题为导向、以提高学生综合素养及解决复杂问题的能力为目标的通识教育。换言之，这种通识教育课程体系仅对完善学生知识结构有一定帮助，而对完善学生能力结构和人格结构效果有限。这一问题归根结底是未能彻底回归教育本质。

其二，未来导向不明显，主要表现为没有充分考虑未来全球发展及我国建设社会主义现代化强国对人才的需求，难以培养出在未来具有国际竞争力的人才。其症结之一是对学生独立思考和深度思考能力的培养不够，尤其未能有效激活学生问问题，问好问题，层层剥离后问出有挑战性、有想象力的问题的能力。其症结之二是对学生引领全国乃至引领世界能力的培养不够。这一问题归根结底是未能完全顺应时代潮流。

时代是"出卷人"，我们都是"答卷人"。自百余年前四川省城高等学堂（四川大学前身之一）首任校长胡峻提出"仰副国家，造就通才"的办学宗旨以来，四川大学便始终以集思想之大成、育国家之栋梁、开学术之先河、促科技之进步、引社会之方向为己任，探索通识成人的大道，为国家民族输送人才。

正如社会所期望，川大英才应该是文科生才华横溢、仪表堂堂，医科生医术精湛、医者仁心，理科生学术深厚、术业专攻，工科生技术过硬、行业引领。但在我看来，川大的育人之道向来不只在于专精，更在于博通，因此从川大走出的大成之才不应仅是各专业领域的精英，而更应是真正"完整的、大写的人"。简而言之，川大英才除了精熟专业技能，还应该有川大人所共有的川大气质、川大味道、川大烙印。

关于这一点，或许可以打一不太恰当的比喻。到过四川的人，大多对四川泡菜赞不绝口。事实上，一坛泡菜的风味，不仅取决于食材，更取决于泡菜水的配方以及发酵的工艺和环境。以之类比，四川大学的通识教育正是要提供一坛既富含"复合维生素"又富含"丰富乳酸菌"的"泡菜水"，让浸润其中的川大学子有一股独特的"川大味道"。

为了配制这样一坛"泡菜水"，四川大学近年来紧紧围绕立德树人根本任务，充分发挥文理工医多学科优势，聚焦"厚通识、宽视野、多交叉"，制定实施了通识教育的"川大方案"。具体而言，就是坚持问题导向和未来导向，以"培育家国情怀、涵养人文底蕴、弘扬科学精神、促进融合创新"为目标，以"世界科技史"和"人类文明史"为四川大学通识教育体系的两大动脉，以"人类演进与社会文明""科学进步与技术革命"和"中华文化（文史哲艺）"为三大先导课程，按"人文与艺术""自然与科技""生命与健康""信息与交叉""责任与视野"五大模块打造100门通识"金课"，并邀请院士、杰出教授等名师大家担任课程模块首席专家，在实现知识传授和能力培养的同时，突出价值引领和品格塑造。

如今呈现在大家面前的这套"四川大学通识教育读本"，即按照通识教育"川大方案"打造的通识读本，也是百门通识"金课"的智慧结晶。按计划，丛书共100部，分属于五大模块。

——"人文与艺术"模块，突出对世界及中华优秀文化的学习，鼓励读者以更加开放的心态学习和借鉴其他文明的优秀成果，了解人类文明演进的过程和现实世界，着力提升自身的人文修养、文化自信和责任担当。

——"自然与科技"模块，突出对全球重大科学发现、科技发展脉络的梳理，以帮助读者更全面、更深入地了解自身所在领域，培养科学精神、科学思维和科学方法，以及创新引领的战略思维、深度思考和独立研究能力。

——"生命与健康"模块，突出对生命科学、医学、生命伦理等领域的学习探索，强化对大自然、对生命的尊重与敬畏，帮助读者保持身心健康、积极、阳光。

——"信息与交叉"模块，突出以"信息+"推动实现"万物互联"和"万物智能"的新场景，使读者形成更宽的专业知识面和多学科的学术视野，进而成为探索科学前沿、创造未来技术的创新人才。

——"责任与视野"模块，着重探讨全球化时代多文明共存背景下人类面临的若干共同议题，鼓励读者不仅要有参与、融入国际事务的能力和胆识，更要有影响和引领全球事务的国际竞争力和领导力。

百部通识读本既相对独立又有机融通，共同构成了四川大学通识教育体系的重要一翼。它们体系精巧、知识丰博，皆出自名师大家之手，是大家著小书的生动范例。它们坚持思想性、知识性、系统性、可读性与趣味性的统一，力求将各学科的基本常识、思维方法以及价值观念简明扼要地呈现给读者，引领读者攀上知识树的顶端，一览人类知识的全景，并竭力揭示各知识之间交汇贯通的路径，以便读者自如穿梭于知识枝叶之间，兼收并蓄，掇菁撷华。

总之，通过这套书，我们不惟希望引领读者走进某一学科殿堂，更希望借此重申通识教育与终身学习的必要，并以具有强烈问题意识和未来意识的通识教育"川大方案"，使每位崇尚智识的读者都有机会获得心灵的满足，保持思想的活力，成就更开放通达的自我。

是为序。

（本文作于2023年1月，作者系中国工程院院士，时任四川大学校长）

目 录

第一讲 绪 论 / 1

  一、重要概念解读 / 3

  二、生命的发展进程 / 5

  三、人类与自然的关系 / 7

第二讲 男性性发育和生殖健康：直面青春期的困惑和压力 / 11

  一、男性性腺和性征发育规律 / 14

  二、青春期是生育力孕育的关键时期 / 15

  三、荷尔蒙与手指的舞蹈 / 17

  四、不良性行为、性功能障碍和解决方案 / 19

  五、保护生育力，养成良好的生活习惯 / 22

第三讲 青年女性的社会角色和健康节奏 / 25

  一、女性社会角色的改变 / 27

  二、当代女性的自我发展 / 28

  三、健康节奏 / 29

  四、生育力保护 / 30

第四讲 关爱女性生殖健康 / 31

  一、女性生殖健康 / 33

  二、女性不同时期生殖健康内容 / 34

三、关于月经的常识 / 35

　　四、避孕方式的合理选择 / 36

　　五、性传播疾病的预防 / 39

第五讲　**性行为及其障碍** / 41

　　一、性行为概述 / 43

　　二、性功能障碍 / 46

　　三、性心理发展理论 / 48

　　四、性心理障碍 / 52

第六讲　**艾滋病对生命的危害** / 65

　　一、艾滋病的定义和致病机制 / 67

　　二、艾滋病的起源 / 67

　　三、艾滋病的发现 / 68

　　四、艾滋病的传播 / 69

　　五、艾滋病的治疗 / 70

　　六、艾滋病的预防 / 71

　　七、艾滋病对大学生的影响 / 71

　　八、面对艾滋病，大学生如何"自爱"？ / 72

　　九、面对艾滋病，大学生如何"爱人"？ / 73

　　十、结语 / 74

第七讲　**精子的故事** / 75

　　一、不同物种的精子 / 77

　　二、精子的来源 / 77

　　三、精子是"运动健将" / 79

　　四、精子的使命 / 80

　　五、全球精子质量下降 / 81

目 录

第八讲 从卵子到受精卵和胚胎发育 / 83

一、人类生命的起点 / 85

二、早期胚胎 / 90

三、结语 / 91

第九讲 生命繁衍的法则与伦理：优生与优育 / 93

一、从人类遗传学看生命的繁衍 / 95

二、优生与优育，我们能做什么？/103

三、小结 /107

第十讲 妊娠与分娩 /109

一、受精卵的形成 /111

二、受精卵着床过程 /111

三、着床后早期发育 /112

四、胚胎及胎儿发育 /112

五、胎儿附属物特征及功能 /113

六、妊娠期生理变化 /115

七、产科保健 /118

八、分娩相关概念 /119

九、先兆临产阶段 /120

十、分娩过程 /121

第十一讲 关注婴幼儿及儿童的身体健康 /125

第十二讲 儿童青少年时期的心理健康问题 /133

一、儿童心理发展的生理基础——大脑发育 /135

二、儿童认知、社会化和人格的发展 /136

三、儿童青少年时期的心理健康养育 /146

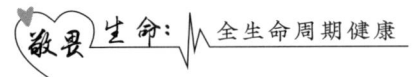

第十三讲 不孕不育症与辅助生殖技术:"试管婴儿技术"的临床应用与思考 /151
    一、自然妊娠的建立 /153
    二、不孕不育症的分类和病因 /153
    三、不孕不育症的治疗 /155

第十四讲 生育力保存与患者获益:高风险下生命火种的延续 /169
    一、男性生育力保存 /172
    二、女性生育力保存 /178
    三、结语 /180

第十五讲 中老年人的自我保健:论中医"上医治未病" /181
    一、老年医学与"治未病" /183
    二、中老年疾病的中医观 /186
    三、中医"治未病"思想的应用 /192

第十六讲 死亡质量:临终关怀与优逝 /195
    一、死亡教育 /197
    二、死亡定义 /201
    三、死亡的意义 /206
    四、死亡质量 /208
    五、濒死患者死亡质量的提高 /209

参考文献 /217

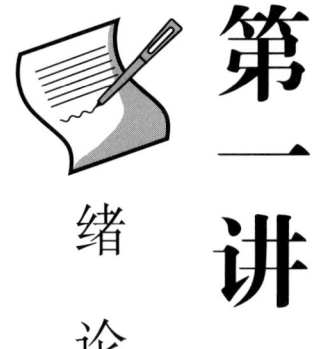

第一讲

绪 论

第一讲 绪 论

人类从诞生起,就一直在围绕"从哪里来、到哪里去"进行生命本源的认知探索和适应自然、追求健康的实践探索。作为地球上最高级、最复杂的思维拥有者,人类一直在与自然环境和社会环境的博弈中不断揭示宇宙和生命的奥秘,也形成了愈加庞大、精细且相互交联的学科知识体系。从不同的维度展示学科和专业的进展,探索并汇聚成对客观真理的追寻,是知识拥有者的共同责任。本书将从生命学科的本源认知维度,为读者展示生命发生和发展的自然规律,从自然人和社会人的双重认知角度,为读者呈现生命的多样色彩。

一、重要概念解读

(一)生命

这一概念有很多维度的释义。从宏观的角度,凡是符合发生、存续、消亡这一过程的都叫作生命。本书提到的生命主要指生物学维度的概念,即由核酸和蛋白质等物质组成的分子体系。生命具有不断繁殖后代及对外界产生反应的能力。从这一角度,生命是生物体所表现的自身繁殖、生长发育、新陈代谢、遗传变异及对刺激产生反应等的复合现象。

生命的基本属性包括:

1. 自我调节

任何生命在其存在的每一瞬间,都在不断地调节自己内部的各种机能状况,调整自身与外界环境的关系。特别是高等生物,其自我调节存在于分子、细胞、组织、器官、系统等多个层次。自我调节是生命的一个本质属性。

2. 自我复制

这是贯穿整个生命过程的属性，也是生命有别于非生命的重要属性。它包括分子复制基础上出现的细胞分裂和繁殖。生命在没有解体的状态下将保持自我复制。

3. 选择性反应

生命和非生命都具有反应，但只有生命的反应是独立发生且具备选择性的，它受到有机体自身的控制，并可以随体内外环境条件的不同而发生变化。

4. 目的性

所有生命都具有三个内在的原始目的：食物、生存和繁衍。这是个体生存竞争与适应得以存在的基础。

以上四项属性的基础虽然是符合规律的物理、化学过程，但非生命不会全部拥有，只有生命才能将这四项属性关联整合在一个系统内。

（二）生命科学

生命科学是一门学科分支，是研究生命活动规律、生命本质、生命发育规律，以及各种生物之间和生物与环境之间相互关系的科学。生命科学的研究来源于学科间的交叉渗透。其中，分子生物学的成果研发正成为当今生命科学研究的主要突破点。

（三）全生命周期

全生命周期的广义概念：泛指自然界与人类社会各种客观事物的阶段性变化及规律。在生命科学中，全生命周期的狭义定义是：包括人类在内的一切动物由出生到死亡经历的生命全程，一般可分为诞生、发育、成熟、衰老、死亡五个生命阶段。对这一概念内涵的理解可以为人类提供一种可以解释生活中所发生事情的视角，有助于人们认识自己，并更好地理解自己的生活。

（四）健康

健康的定义有多维度的描述，目前公认最为贴切的定义源自世界卫生组织（WHO）成立之初的宪章："健康是一种在身体、心理和社会三个层面的完满状态。"这一概念不仅从生物学的维度，而且从精神心理和社会关系的维度诠释了健康所涵盖的状态。健康的判断可以用测量值来衡量，但判断测量值的正常与否是一件困难的事情。

通常，我们采用的是统计学的处理方法，即对各个测量的指标采用规模化的统计学处理，通常在假定这些测量值呈现正态分布的前提下，以平均数的正负47.5%曲线下的数值作为正常值范围。在这一界定下，与健康相对应的概念"疾病"就被定义成人体在致病因素的影响下，器官与组织的形态、功能偏离正常标准的状态。

当然，这一概念的界定仍存在待商榷之处。例如，我国成年男性身高如果达到2.2米，统计学上该数值是位于我国成年男性身高平均数的正负47.5%之外的，但能否就直接界定"我国身高达2.2米的成年男性一定是处于疾病状态呢"？应该结合临床其他测量值来排除个体的偏倚。

二、生命的发展进程

人类所居住的地球约诞生于46亿年前。地球最初具有的无机物质在地震、火山爆发等自然条件下不断发生理化反应，经过数亿年演化逐步形成磷酸、核糖等有机化学成分。这些成分的再组合，形成了核苷酸、氨基酸等生命的前体物质。此后的数亿年里，氨基酸有序组合形成了蛋白质，核苷酸的排列结合形成了具有自我复制功能的多聚核苷酸（RNA），意味着生命活动从此开始。RNA 在复制过程中与蛋白质结合形成 DNA 又耗费了数亿年。

细胞膜的形成使厌氧性原核细胞开始出现。作为生命的结构和功能单元，细胞的产生是生命史上的一次重大的飞跃。此后，异养型原核生物细菌开始出现并不断进化，形成能够进行光合作用、从无机物合成有机养料的自养型原核生物蓝藻。蓝藻和细菌作为早期生物界的合成者和分解者，组成物质循环的两个基本环节，形成了一个完整的生态系统。这是早期生物演化的另一次重大的飞跃。为了更好地适应环境，核膜开始出现，需氧的真核细胞诞生。真核细胞具有作为遗传中心的染色体及作为代谢中心的细胞质，结构的复杂化增强了其变异性，使其具备了向更高级生命演化的基础。又经过近十亿年的演化，真核细胞成为真核生物。

真核生物的发展促成了动物和植物的进化，形成了三极生态系统：生产者是绿色植物（真核植物和原核蓝藻），通过叶绿素光合作用制造食物；分解者是细菌和真菌；消费者是动物。动物的进化从无脊椎动物到脊椎动物，从鱼类、两栖类、爬行类、鸟类到哺乳类，再到人类开始出现。

人类是从类人猿进化而来的。直立行走是人类与古猿分界的一个重要标志，古猿为了适应自然，将前肢从爬行功能中解放出来并用于握持天然工具，前肢趋向灵活的同时躯干和头也变得适应于直立的姿势，包括躯体重心下移、下肢骨增长、脊柱从弓形变为 S 形、骨盆变宽等。至此，有别于古猿的两足直立行走的早期人类开始出现。掌握语言、拥有雕刻与绘画等艺术能力的晚期智人的出现,是现代人类的起点。

综上,人类是地球生命进化的后来者,是在与自然博弈的过程中适应生存、适应发展的结果。对这一过程的深刻理解,将有助于我们对生命衍化发展规律的掌握。

三、人类与自然的关系

人类与自然的关系是一个复杂的命题。自人类诞生起,人与自然的博弈就始终存在。这一进程一般可以分为两个阶段:

第一阶段是人类对自然的敬畏和依赖。严苛的自然环境和频发的自然灾害,让处于对自然认识早期的人类在畏缩中用崇拜心理解释自然现象,在祈求中通过逻辑学会理解自然。这一阶段,人类对于自然的索取相对有限,面临的主要是生存问题,环境对人的影响是主流。人与自然的关系相对和谐。

第二阶段是人类对自然的征服和改造。随着工业革命的兴起,人类开始了对工具和技术的大规模革新。人类通过工业革命,实现了改造自然所需的科学技术的飞速发展,生产力得到了极大的提高。在这场博弈中,以人为绝对中心的"人类中心主义"自然观开始形成。源自人类本能追求的各种活动持续革新。对自然的破局和塑型变成了人类发展的共识。但随之而来的是人类栖息环境的不断恶化,这些反过来也对人类的生存和继续发展造成了越来越触目惊心的负面影响。我们需要直面的问题是:人类与自然真是博弈的双方吗?人类对自然的发展规律真的了解吗?

卫生假说理论的兴起是一个极好的例证。这一理论产生于二十世纪八十年代,当时基于公共卫生的研究发现气喘和过敏性体质的发生率有明显上升的趋势，越发达地区越明显。这一现象已经不能用基因改变或诊断工具的进步来完美解释。1989年，Strachan发现幼年时期的反复感染可导致年长后发生感染的概率明显降低。1994年，Romagnani提出过敏性疾病发生率的增高与幼年时期感染性疾病的概率大幅降低有关。1995年，Strachan指出家庭成员数目减少与过敏性疾病发生率逐年上升密切相关，并认为家庭成员数目减少后家人之间交互感染概率的降低是主要原因。流行病学研究显示，幼年时期在卫生条件相对较差的乡村居住过，经历过显著的呼吸道或胃肠道感染的人对过敏原产生过敏反应的概率明显较低，过敏性鼻炎和哮喘的发生率也明显低于城市居住的人。这一现象带给我们的启示：追求一个干净、清洁的环境是否有错呢？难道都要回到脏乱的环境才是有益的选择？从逻辑上，非此即彼并不好。我们需要把握合适的尺度。

生命云集的地球上，生命间相互依存形成共生关系应该是最和谐的趋势。感染性疾病一直都是危害人类健康乃至生命的主要疾病。感染的病原微生物是早于人类生存在地球上的古老物种。人类出生后与大自然相通且皮肤、呼吸系统、消化系统、泌尿系统和生殖道等相继迎来微生态群体，并逐步形成人类与自然间的生物屏障。其目前仍被公认为极具生理价值，有益人类生存，在人类应对外界有害物种感染时发挥了重要的保护作用。随着机体保护工具的增多，特别是二十世纪以来抗生素的应用，人类对抗病原微生物感染的窘迫状况得到显著缓解。但我们必须明确，抗生素不是万能与无害的。近几十年来抗生素的过度使用，造成了人类体内微生态的被迫重塑，耐药物种以超乎人类想象的速度发展，引发广泛关注。机体免疫系统在应对和适应重塑的微生态后，对于过敏原的生理性反应可能发生异常。这也是卫生假说的重要理论支撑。

人类对于自然法则的理解并不像其自认为的那样清晰。对健康的追求是生命生存发展的本能，预防和治疗疾病贯穿了人类社会发展的始终。

（刘瀚旻　四川大学华西第二医院）

第二讲

男性性发育和生殖健康：
直面青春期的困惑和压力

第二讲　男性性发育和生殖健康：直面青春期的困惑和压力

苏联作家奥斯特洛夫斯基的《钢铁是怎样炼成的》中有一句至理名言，总是激励着我们——"人最宝贵的是生命。生命每个人只有一次。人的一生应当这样度过：当回忆往事的时候，他不会因为虚度年华而悔恨，也不会因为碌碌无为而羞愧……"

当一名记者问奥斯特洛夫斯基为什么以"钢铁是怎样炼成的"为书名时，他回答："钢是在烈火与骤冷中铸造而成的。只有这样它才能坚硬，什么都不惧怕。我们这一代人也是在这样的斗争中、在艰苦的考验中锻炼出来的，并且学会了在生活面前不颓废。"

这让我们不禁想到了从男孩到成年男人的过程：男孩 3-4 岁以后，开始产生模糊的性别意识，在长大的过程中慢慢意识到"男子汉"的含义。随着青春期的到来，男孩体格和性征的发育会显著增速，他们开始有了"男人"的概念。在当今竞争激烈的背景下，他们需要面对来自多方面的挑战。

我想，每个男孩的家长都期盼孩子能够成为一个"血性男儿"，不屈服于艰难险阻，在血气方刚的年纪勇猛、坚毅、果敢、忠诚、理性、不屈不挠和不畏强敌。

从生理上看，男孩到男人的蜕变，暗潮涌动的是下丘脑－垂体－性腺轴的脉动规律。下丘脑是内分泌的中枢，垂体是代谢的咽喉，性腺是生命的源头，而睾丸是男孩体内的最大性腺，是精子的发生地和生命的种子库。从生长到发育再到生育都离不开下丘脑－垂体－性腺轴的正常激素分泌和启动。而激素制造生命，男性一生的生命活力都随着激素水平起伏。比如男性、女性最初的性分化就是性激素的杰作，每个男孩的生长发育也都离不开激素，同样，他们的衰老也伴随着激素水平的改变。

对于生命中的无数问题,我们都可以从下丘脑-垂体-性腺轴去追寻答案。从生命刚刚降临的婴幼儿期到青少年期,从青春期到生育期,都可能从中找到影响男孩从生长到发育再到生育的发展机制。

一、男性性腺和性征发育规律

在男性生长发育过程中,下丘脑-垂体-性腺轴逐步形成一个完善的协调网络,通过相互调节、相互影响主导着男性的生殖与内分泌功能,从而调控男性性腺发育及性征形成,同时在机体内环境稳态维持及代谢调节方面发挥重要作用。正是这一条脑与性腺之间的激素轴贯穿于整个男性的生殖与性的生理、心理发育过程。

生长发育是一个非匀速、渐进的动态过程,不同发育时期特点不一,尤以青春期变化最大,而这一切归因于下丘脑-垂体-性腺轴的激素调节。进入青春期后,下丘脑-垂体-性腺轴开始活跃,个体进入"第二次生长发育高峰"。男孩青春期启动标志为睾丸体积增大,雄激素水平升高,通常以睾丸体积>4mL(长径>2.5cm),白天血浆睾酮>16nmol/L为界限。在激素的调节下,机体快速发育,第二性征逐渐显现,继而出现变声和遗精等现象。生长发育与第二性征密切相关,睾丸体积、阴茎长度与年龄、身高、体重、体重指数(BMI)、腰围、臀围呈正相关,其中睾丸体积与身高相关性最强,阴茎长度则与年龄相关性最强,具体表现为1-8岁时睾丸体积缓慢增加,8-11岁时睾丸体积较快增加,11-12岁时睾丸体积迅速增加,16岁之后阴茎长度随年龄增加而缓慢增长。

当下丘脑-垂体-性腺轴功能出现异常时,随之而来的便是生长发育异常。部分儿童生长发育缓慢,表现为性幼稚和身材矮小,童年期和青春期前生长速率减慢,但生长速率和身高与骨龄一致,即"晚长",通常是由下丘脑-垂体-性腺轴中促性腺激素和生长激素水平低下引起的。该类患儿青春期启动时间较晚,性发育一般在17-20岁,但青春期过程正常,多数可获得正常的性成熟和家族背景相当的身高。

那如何判断青春期个体发育是否正常呢?这便需要将青春期的生长发育指标进行量化评估,以此进行相对客观而准确的判断。为了方便性成熟度的量化评估,Tanner等基于长期观察数据制定了性成熟度分级(Sexual Maturity Rating,SMR),即后人所熟知的Tanner分期,用于评估人类生殖器官和性征发育。男性方面,主要根据男性的睾丸、阴茎、阴毛和会阴发育情况判断性发育情况是否正常。因此日常生活中,可通过观察男孩阴茎发育状况(阴茎大小、阴茎体有无弯曲)、尿道口位置及有无分泌物、包皮状况(有无包茎、包皮过长、包皮嵌顿),以及阴毛分布、阴囊阴茎皮肤有无新生物,对男孩生长发育状况做一个初步的判断。此外,还可通过触诊阴茎和阴囊内有无硬结,睾丸质地是否中等,使用Prader睾丸体积测量计测量睾丸体积是否≥12mL,对男孩生长发育状况做进一步的了解。这些简单的查体往往对于青少年生育力的预判起到很大的作用。

二、青春期是生育力孕育的关键时期

生殖与性健康是青春期绕不开的话题,而下丘脑-垂体-性腺轴主导了青春期男孩的生殖与性健康。青春期是获得成人第二性征时期,更是生育力孕育的关键时期,正常男孩一般在10-13岁进入青春期早期发育,其特征是身体的纵向生长加速、第二性征发育。下丘脑-垂体-

性腺轴所主导的性激素促卵泡激素、促黄体素及睾酮是影响青少年身体发育和生殖发育的关键性激素,通常在 11 周岁前处于较低水平,14－15 岁后明显增高至巅峰后基本维持在高位水平。睾丸作为下丘脑－垂体－性腺轴的最后一环,是产生精子和男性激素的器官,是男性生殖与性的关键载体,其体积变化是男性青春期启动标志,与激素水平密切相关。从出生到成年,睾丸体积的变化主要是由睾丸生精小管即支持细胞和生殖细胞组分的变化引起的,在青春期前生精小管的体积主要取决于具有精子保护和营养作用的支持细胞,而在青春期,生殖的主角——生殖细胞的增殖主导了睾丸体积的变化,这为后续精子的顺利产生打下了坚实的基础。

土壤肥沃才能更好地孕育希望的种子。青春期前是生育力的关键"培育期"。正是睾丸迅速而健康的发育为精子的产生提供了肥沃的土壤,使得步入青春期后"种子"得以大量而健康地萌发。青春期精子大量产生,当精子的仓库——精囊腺处于满溢状态时,男性便开始出现遗精,这也预示着生殖腺的成熟。遗精里的"精"可不单是指精子,而是指精液。精液由精子和精浆共同组成,其中精子是雄性动物的生殖细胞,其形状与一般细胞有很大差异。人类精子状如蝌蚪,分头、尾(颈、中、主、末),长约 $60\mu m$。正常人每次射精会排出几千万到几亿个精子,这巨量的精子也仅仅约占精液的 5%,但男性的生殖健康完全由这群精子大军主导。精浆为精液主要成分,其由各附属性腺分泌液共同组成,其中精囊液约占 60% 左右,前列腺液约占 30% 左右,其余由少量尿道球腺液等组成。《世界卫生组织人类精液检查与处理实验室手册(第 6 版)》中的正常精液分析参考值:精液呈均质灰白色,精液体积 $\geqslant 1.4 mL$,精子浓度 $\geqslant 16 \times 10^6 /mL$,一次射精精子总数 $\geqslant 39 \times 10^6$ 个,精子前向运动率 $\geqslant 30\%$,精子正常形态率 $\geqslant 4\%$。

精液作为衡量男性生殖健康的主要指标在临床中被广泛应用，但需要于专业医疗机构进行精液分析，稍有不便。而睾丸体积作为衡量青少年性发育的重要指标，具有易于观察、测量简便的特点，因此关注青少年睾丸体积变化可初步判断其性发育状态，对于生育力保护具有重要意义。家长可使用 Prader 睾丸体积测量计对青少年睾丸体积变化进行监测，若有异常，做到早发现、早治疗。自测睾丸体积的方法较为简单，具体测量方法及参照表可参考四川省人类精子库官方网站。当然，睾丸体积仅仅是青春期男性生殖健康评估指标中的一项，部分不育症男性的睾丸体积较常人并无明显差异。因此，完整的生育力测评仍需于正规的专科门诊进行。

三、荷尔蒙与手指的舞蹈

荷尔蒙来源于希腊文，意为"奋起活动""激活"。青春期生殖与性的"华尔兹"迸发出青春的蓬勃朝气。青春期的生机蓬勃来源于荷尔蒙的舞动，荷尔蒙的舞动来源于下丘脑－垂体－性腺轴中促性腺激素释放激素（GnRH）的脉冲释放。在生理状态下，睡眠期下丘脑脉冲性释放 GnRH 标志着青春期的启动，后逐步维持规律的 GnRH 脉冲峰，约 12－16 次/24 小时，调控男性激素如促黄体素和促卵泡激素，进而调节性激素分泌及生殖细胞的发育。这一具有节律性的分泌过程受生物钟调控，通常激素水平于夜间达到高峰，褪黑素、5－羟色胺及生物钟基因等在此过程中发挥重要作用，这也是为何夜间性欲颇高的原因。在众多男性激素中，雄激素最具代表性，副性器官的迅速发育、精子的发育成熟、身高体重的快速增长、第二性征的逐步呈现，以及对于异性的日益向往，都离不开雄激素的作用。步入青春期后，在下丘脑－垂体－性腺

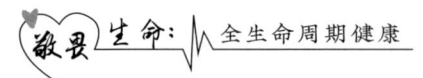

轴的调节下,雄激素分泌量逐渐增加,生殖功能日趋完善,性功能也随之成熟,因此性冲动悄悄出现在男性青少年的生活当中。

青春期,不少男性开始出现自慰情况。谈及自慰,年龄跨度为整个生命周期。胎儿的吸吮手指头是一种自慰的表现,没有性快感,除了性激素峰值,胎儿生殖器末梢神经丰富会令胎儿享受单纯的愉悦感。此外,美国的一份调查资料显示,青春期男性手淫的初始年龄集中于14-17岁,最早为9岁,其中15岁男性中80%都有手淫史,至20岁时几乎是100%。当然,"手指的舞蹈"并不限于男性。部分青少年可能因此而感到焦虑自责,但这大可不必,相反,手淫是调节性张力的自我性行为。青春期是性张力的紧张期,性兴奋时前列腺和精囊都会发生高度充血,直到射精后才可逐渐恢复正常。泌尿生殖道长时间的充血是感染的高危因素,因此需要学会自我控制和管理。一定频率的手淫不但无害,反而有利于缓解性张力和保持生殖道健康。当然凡事皆有度,过度的手淫容易导致心理依赖或自我性行为的放纵,男性过度手淫还可能导致前列腺炎、射精困难等一系列男科疾病。因此适度的手淫绝对不是一种罪恶的行为,而是特殊时期性交方式的补充,是自我快乐的实现。正确而合理的手淫有利于青少年身心健康发展。

除了自慰,青春期男性另一个苦恼和担忧可能就是遗精了。其实遗精也是一种正常的生理现象,它是副性腺发育成熟的一个标志,青春期男性没有性生活,睾丸产生的精子会逐步积蓄于精囊腺,使得精囊腺持续处于一种满盈高张力状态,最终当超过精囊腺的储存限度时,精液便会溢出,即所谓的遗精。因此,青春期出现遗精是完全正常的生理现象,并不会造成所谓的精液耗损和肾亏,不要有不必要的精神负担。古人云"饮食男女,人之大欲存焉"。中医理论也认为正常的男女性行为是由两个生命体配合来完成的,通过阴阳互补和双方能量互换来达到生理平衡。性是正常的生理需求，正如托马斯·拉科尔所言："对于人类来说，性不仅仅是性，性是一种语言，是一座桥梁，是从孤独通往亲密的所在，是建立彼此相属的熔炉。"

四、不良性行为、性功能障碍和解决方案

哲学家罗素曾言："性是一种自然的人类需要，就像食物和饮料一样。当然，人类没有性也能活下去，而没有食物和饮料就不能活，但是从心理学的观点来看，性欲同食欲是一样的。"性行为是一种很正常的生理行为，狭义的性行为是指在性兴奋基础上两性性器官的直接接触和交媾，而广义性行为是指虽无两性性器官的直接接触，但同样是为满足性需求的一系列活动，包括拥抱、接吻及爱抚等。青春期充满激情与活力，在性激素的调控下，青少年逐步进入性成熟，随性而来的是欢愉与满足，同时也有苦闷与焦虑。在缺乏健康的性教育的情况下，部分青少年纵欲，可能逐渐形成一些不良的性行为，比如无节制的自慰。长时间的自慰会使整个人处于焦虑和自我封闭状态，自慰时间、刺激方式和力度会"绑定"射精阈值，形成自我的射精习惯。此外，频繁自慰会造成性中枢神经疲劳，导致勃起硬度的下降，这种非生育模式的射精习惯的形成及勃起硬度的下降最终可导致男性性功能障碍。因此自慰本身无罪，但频繁有害。适度的自慰可以缓解性张力，和勃起功能障碍没有直接的关系，而过度的自慰属于不良性行为，意味着心理、社会适应能力遇到了问题，需接受心理治疗。为了避免过度自慰，合理有效地管理自慰，需要做到以下几点：

（1）转移注意力：减少不良的性刺激以控制自慰意念，使注意力从自慰转向健康的日常生活和社会活动。

(2)增加体育运动：有效地释放自身的能量，使自身达到全面的放松状态，同时可以刺激大脑分泌内啡肽，起到缓解焦虑、降低自慰频率的作用。

(3)健康的生活方式：避免穿着紧身衣裤，按时睡眠，避免刺激性饮食，如烟、酒、咖啡、辛辣食物，尽可能避免浏览一些刺激性的视频或者图片。

(4)必要的医学咨询和辅助药物治疗。

提及男性性功能障碍这个"男"言之隐，首先要清楚正常男性性交流程，其主要包括性唤醒、勃起、插入、性高潮、性满足，任何环节出现障碍，均可能导致男性性功能障碍。在男性性功能障碍中，最常见的便是勃起功能障碍及早泄。谈及勃起功能障碍，不得不提及勃起的核心指标，即勃起硬度。我们将勃起硬度分为4级：1级，阴茎增大但不硬，即如豆腐般的硬度；2级，阴茎有硬度，但不足以插入阴道，通常将其类比为剥皮香蕉的硬度；3级，阴茎勃起并可以插入阴道，但没有达到完全坚挺，即如未剥皮香蕉的硬度；4级，阴茎完全勃起并坚挺，硬度如黄瓜。而所谓的勃起功能障碍，就是民间所说的"阳痿"，是指过去3个月中，在性刺激下阴茎持续不能达到或维持足够硬度的勃起，以完成满意的性生活。但需要强调的是，偶尔因劳累或压力而出现的疲软或不举，并不算真正的勃起功能障碍，这种情况通常在调整生活及工作作息后症状便会消失。导致勃起功能障碍的高危因素主要包括不良性行为史、精神紧张及长期高压生活的精神类危险因素，这类因素会诱发焦虑、抑郁的情绪；此外，还包括家族遗传史、不良生活习惯等，这类因素主要会造成如2型糖尿病等一系列代谢性疾病。这两类因素存在互相交织、彼此促进的一个恶性循环，最终导致勃起功能障碍的发病。研究报道，中国成年男性勃起功能障碍的总患病率为26.1%，总人数已达到 1.27 亿人，其中 40 岁及以上男性人群的患病率甚至高达 40.2%，值得重视。

除勃起功能障碍之外，影响男性性生活质量的另一疾病无疑是早泄了，其已成为男性主要的性功能障碍性疾病，困扰着无数男性，直接影响配偶关系及家庭和谐稳定。什么是早泄呢？国际性医学学会（ISSM）对早泄的定义：从初次性交开始，射精总是或几乎总是在插入阴道前或插入阴道后大约 1 分钟内发生（原发性早泄）；或者射精潜伏期显著缩短至少于 3 分钟（继发性早泄），完全或几乎完全缺乏控制射精的能力，并造成自身的不良后果，如苦恼、忧虑、挫折和（或）回避性亲热。早泄的诊断和治疗需于正规的专科门诊进行。部分年轻人（尤其是大学生）可能因为性经历缺乏、心智不成熟、性阈值不稳定及没有稳定的性关系出现早泄假象，非专科医师有时难以进行准确的鉴别诊断。因此是否能够诊断早泄、是否需要干预治疗、治疗是否用药，都是需要认真考虑的专业问题，建议咨询专业医师。

在日常生活中，部分人对于早泄和勃起功能障碍的概念模糊，其实通过二者的定义可以看出，它们是完全不同的两种疾病，勃起功能障碍的核心在于阴茎无法充分硬起来，而早泄的问题不在于阴茎的硬度，而在于射精过快。当然，勃起功能障碍和早泄会合并存在，且并不罕见。此外，无论是勃起功能障碍或是早泄，都会给爱面子的男性的尊严和自信带来严重打击，对夫妻的和谐生活乃至婚姻造成严重伤害。因此，除认识到疾病本身的危害外，我们需要建立健康的性生活观念，即控精是关键，时间是表象，爱和满意度才是"金标准"。控精能力和决定满意度的情感问题需要得到关注，而不只是着眼于硬度和时间的问题，毕竟"两情若是久长时，又岂在朝朝暮暮"，情感才是爱的主要因素。此外，通过早泄诊断量表（PEDT 量表）可知部分性功能障碍患者存在严重的性心理焦虑。对于该类患者，性生活的苦恼并非器质性病变引起的，经过系统规范的心理咨询治疗后，通常会取得不错的疗效。性心理健康指导对于指导治疗及预估治疗效果亦非常重要。由此可见，治疗早泄需要针对各个因素进行综合治疗，并非单纯用药，主要包括调节紧张焦虑情绪，必要时予以药物控制情绪；注意摸索和总结性技巧，并加强夫妻的良好配合；进行性感集中训练等。药物的使用通常亦需要满足前提条件，包括一般咨询和性技巧指导治疗后无效，婚后已育或没有生育要求，婚姻关系或性伴侣因性生活不满导致关系危机。当然，为了收获更好的药物疗效，通常还需配合一定的性技巧。

五、保护生育力，养成良好的生活习惯

随着生产力的急速发展，人们生活质量逐步提升，压力亦越来越大。在"内卷"的时代，不良的生活习惯正在成为压力的发泄口，随之而来的便是众多疾病发病率的提高，男性不育症便是其一。何为男性不育症？世界卫生组织规定：夫妇同居1年以上，未采用任何避孕措施，由于男方因素造成女方不孕者，称为男性不育症。当今社会，在所有不育夫妇中，有近50%的男方存在不育因素，有2%-3%的男性可能发生不育，其中0.2%为无精子症。在如此高发病率的情况下，我们该如何保护男性生育力呢？

（1）重视"封山育林"：流行病学研究提示，虽然生活方式对缩短治疗至妊娠的时间影响较小，但这些影响具有累积性，调整这些因素就可能提高生育力。"封山育林"即改善个人生活习惯，一般在备孕前3-6个月开始。

（2）戒烟、少饮酒：香烟的多环芳香烃类化合物、尼古丁及焦油等

第二讲 男性性发育和生殖健康：直面青春期的困惑和压力

可能直接对男性睾丸生精上皮造成伤害，降低精子浓度、总数，提高精子畸形率，影响男性正常生育力。除此之外，长期吸烟者勃起功能障碍的发病率也会升高。值得注意的是，吸烟没有安全剂量，电子烟仍含尼古丁，因此戒烟刻不容缓，通常戒烟一年以上才可能逆转受损的生育力。相对于吸烟而言，偶尔少量饮酒对生育力影响不大，但男方长期大量饮酒会导致性腺功能异常，包括睾酮产生减少、精子生成减少和性功能障碍，饮酒年龄越早、饮酒量越大和维持时间越长，损害越大。

（3）远离高温及辐射：人类睾丸最适宜产生精子的温度比体温低1-2℃。有研究表明，睾丸内温度每升高1℃就会抑制14%的精子生成，精子数量明显减少。因此，建议尽量不泡热水澡（水温>40℃，时间>30min）、温泉，不蒸桑拿，不穿紧身裤，不久坐等。日常生活中，辐射无处不在，主要分为电离辐射和电磁辐射，其中电离辐射对睾丸生精功能影响最大，其效应主要取决于辐射剂量和人的生物感应性，常见影响因素是X线检查、CT检查等影像学检查。手机、电脑、路由器等通讯设施产生的辐射叫作电磁辐射，通常手机的电磁辐射能量较低，不足以改变物质的化学性质，所以其伤害远不及电离辐射，但长时间近距离的电磁辐射，亦会造成一定的伤害。

（4）保持营养均衡：日常生活中，我们需均衡摄入绿色蔬菜、水果、牛奶、鸡蛋、豆类、瘦肉、鱼、虾、牡蛎、核桃、花生、玉米等，少吃"垃圾食品"，不需盲目进补，不偏信保健品，更不能随意用药。

（5）养成良好的作息习惯，寻找适合自己的性生活频率：生物体内很多细胞存在昼夜节律，长期熬夜会打破身体的生物钟，使身体处于应激状态，影响身体神经内分泌及多器官功能，不利于健康精子的产生，因此养成良好的作息习惯具有重要意义。然而，对于性生活而言，其频率不必受任何条条框框的拘束，因为每个人都有属于自己的合理频率。

现代性医学认为夫妻双方均认可，每次性生活后双方都感到精神振奋、通体舒适的性生活频率便是最为合理的性生活频率。

（6）适龄生育：生育力研究一致显示 25－35 岁是男性的生育质量最佳年龄段，建议在 40 岁或更早前完成生育。因为男性年龄增加与妊娠率降低有关。此外，年龄较大男性的伴侣自然流产率轻度增加，后代出现出生缺陷的风险轻度增加，精神分裂症、孤独症等风险亦增加。

（7）适度锻炼：研究发现，每周锻炼 15 小时的男性比每周锻炼少于 5 小时的男性的精液质量要好，此外，超重会影响生殖激素水平，可能对精液参数造成不良影响。因此建议男性每天适度锻炼，强度以身体稍出汗为佳，不宜疲劳，尤其不建议长时间骑自行车。

（8）必要时行男性生育力保存：男性生育力保存是指通过冻存男性精子（包括精原干细胞）或睾丸组织以期预防未来生育风险，并借助人类辅助生殖技术最终达到生育目的的技术和方法。主要对象包括治疗前后的青春期后和成年男性肿瘤患者；取精困难及手术取精者；患有影响男性生育力的自身免疫疾病者、高危职业人群；具有延迟生育需求、拟行绝育手术或夫妻长期两地分居者。以上人群在经人类精子库或辅助生殖机构男科医师评估后，皆可行生育力保存。

（蒋小辉　四川大学华西第二医院）

第三讲 青年女性的社会角色和健康节奏

一、女性社会角色的改变

女性社会角色的转变是一个漫长的过程。起初女性在家庭中扮演着生育和家务劳动的主要角色,随着科学技术的发展,劳动生产对体力的要求降低,越来越多的女性开始进入劳动市场。然而一段时间内就业机会不平等、工资低和工作条件恶劣,女性开始组织起来,争取自己的权利,包括投票权、教育权、就业权等。当今社会,女性的角色已经发生了很大的变化,许多国家的女性已争取到了政治、教育和就业等领域的平等机会,同时在商业、科技等领域扮演着重要的角色。

(一) 中国女性社会地位变化的表现

中国女性社会地位变化的表现包括以下几个方面:

(1) 就业状况从结构单一到领域多元:中国女性在就业方面不再局限于传统的轻工业领域,而是逐渐向高科技、金融、医疗等专业领域拓展。

(2) 政策导向从保障生存到保障发展:政府越来越重视女性在社会、经济、教育等方面的权益,并出台了一系列政策保障女性在各个领域的平等权利和发展机会。

(3) 受教育程度从较低到较高:中国女性的受教育程度不断提升,越来越多的女性接受高等教育,提高了在就业市场的竞争力。

(4) 婚姻获得从被动接受到主动选择:随着女性社会地位的提高,她们在婚姻中的地位也逐渐发生变化,从过去的被动接受逐渐转变为现在的主动选择。

中国传统的性别角色观念已经逐渐发生变化,男女平等的观念被更多人接受，男女共同承担家庭和孩子抚养责任的观念逐渐被重视。这些变化反映了中国女性地位的不断提高，也展示了女性在社会、经济、文化等各个领域的重要性。中国性别角色从"男主外女主内"到"男女共同承担"，发生了质的变化，折射出人们思想由"歧视女性"向"男女平等"转变，中国女性正在实现从"被动地位"向"主动地位"的跨越。

（二）女性性别角色重构

女性发展作为人类发展的一部分，是衡量社会发展的一杆标尺。女性社会地位变迁并不意味着男女社会地位的互换，两性之间不应以"敌对"的形式存在，而应以"朋友"的身份相互扶持。扫清认知障碍，借助两性发展动力优势，构建能够充分发挥女性优势、尊重两性社会差异与更具包容性的性别平等才是性别角色重构的发展核心。政府、社会组织、教育机构和个人等各方共同努力，才能实现真正的性别平等。

二、当代女性的自我发展

当代女性的自我发展有着多种方向，不论是职业发展、家庭角色，还是自我认知、社会生活参与等方面，都取得了长足的进步。女性的自我发展也是实现自我价值的必经之路，更是社会发展和进步的重要推动力。

当代女性面临职场角色"高压"与家庭角色"多元"的双重压力。尽管在事业、婚姻、生活等方面压力较大，但她们仍克服重重困难，积极探寻人生价值与发展。女性可以通过认识和了解自己的优势，树立自信心，发掘自己的潜力，从而提高自己的影响力和竞争力，提高自己的幸福感和生活质量。

三、健康节奏

（一）健康与亚健康

健康是指一个人在身体、精神和社会适应等方面都处于良好的状态。世界卫生组织提出，健康不仅是躯体没有疾病，还要具备心理健康、社会适应良好和有道德。躯体健康一般指人体生理的健康；心理健康主要表现为情绪稳定、自控能力较好，能保持正常的人际关系，生活的目标切合实际，能适应复杂的环境变化。

健康是人类生存发展的基本要求，是事业成功的基础。精力不足、精神不振、疲劳困乏、头晕目眩、腰酸腿痛、失眠健忘、焦虑烦躁、胸闷气短等都可能是亚健康的表现。亚健康是介于健康与疾病之间的一种生理功能低下的状态。学业考试、商务应酬、人际交往、职位竞争等均会带来紧张的环境压力，如果不能科学地自我调适和自我保护，就容易进入亚健康状态。

（二）大学生自我保健

大学生自我保健应从合理饮食、规律生活、心理健康、防止意外伤害、健康检查、疾病预防和社交活动等方面入手，全面提升自己的健康素质。

(1) 合理饮食：注意早餐的质量，保证营养均衡。尽量不要在晚上吃太饱或者吃太油腻的食物，避免影响睡眠质量。

(2) 规律生活：养成规律的作息习惯，不要熬夜，保证充足的睡眠。同时，适当参加体育锻炼，促进身体新陈代谢，有助于调节身体状态。

(3) 心理健康：学会自我调节情绪，保持积极乐观的心态，遇到困难和挫折时及时寻求帮助和支持。同时，建立良好的人际关系，与同学、老师和家人保持沟通，缓解孤独感和焦虑。

（4）防止意外伤害：避免危险行为，如酒后驾驶、攀爬高层建筑等。同时，学习急救知识，掌握简单的急救技能，以备不时之需。

（5）健康检查：定期进行体检，及时发现身体问题，并采取相应的治疗措施。

（6）疾病预防：注意个人卫生，预防传染病。同时，了解常见病的预防措施与可能的症状。

（7）社交活动：积极参与社交活动，扩大社交圈子，增强社交技能，提高自我价值感和自信心。

（8）科学健身，劳逸结合。

四、生育力保护

女性生育力是指女性能够产生卵母细胞、受精并孕育胎儿的能力。生育力影响因素包括环境、社会、生活方式、生理因素和病理因素。生理因素有年龄，随着年龄的增加，卵巢储备功能下降。病理因素有遗传、免疫疾病导致的卵巢早衰，子宫内膜异位症、盆腔感染、囊肿剥除术、放化疗对卵巢功能的影响等。

生育力保护是指使用手术、药物或实验室技术为存在不孕风险的各年龄段女性提供帮助，保护和保存其产生遗传学后代的能力。然而，生育力保护针对的仅仅是有适应证的女性，且存在一定的风险。有生育计划的女性需要合理规划个人职业及家庭发展，同时养成良好的生活习惯，学习疾病预防及避孕知识，尽量避免生育力受到损伤。

（傅璟　四川大学华西第二医院）

第四讲

关爱女性生殖健康

一、女性生殖健康

（一）生殖健康的定义

世界卫生组织关于生殖健康的定义是：在生命所有阶段生殖功能和身体、心理、社会适应的完好状态，而不仅是没有疾病和虚弱。

《健康中国行动（2019—2030年）》指出，妇幼健康是全民健康的基础。实施妇幼健康促进行动是保护妇女儿童健康权益、促进妇女儿童全面发展、维护生殖健康的重要举措，有助于从源头和基础上提高国民健康水平。

（二）生殖健康的内容

生殖健康主要包含以下四个方面的内容。

（1）性生活：人们能进行负责、满意和安全的性生活，而不必担心感染性传播疾病和计划外妊娠。

（2）生育功能：根据自己的意愿决定是否生育、何时生育及生育间隔。

（3）母婴安全：妊娠和分娩过程安全，妊娠结局好，婴儿能存活并健康成长。

（4）避孕和节育：夫妇能对节育方法知情选择，并获得安全、有效、价廉和易接受的方法。

（三）生育前关注的生殖健康

（1）性生活：预防感染性疾病，预防计划外妊娠。了解疾病可能的症状，出现症状及时到正规医院就诊和规范治疗。知晓避孕的正确方法，预防计划外妊娠。

(2) 生育功能：定期监测，异常预警。知晓正常月经和异常月经的不同，如果出现异常月经或者异常出血的情况，需要及时就医，并做好相关的监测。

(3) 母婴安全：了解相关的常识。

(4) 避孕与节育：掌握方法，根据个人情况在医生的指导下做好知情选择。

（四）生殖健康的基础

生殖健康离不开良好的生活习惯，当代大学生需要从饮食、运动、作息、情绪各方面做好调节，做好中学生到大学生的角色转换，并且逐步调节自身，过渡到工作或者进一步继续教育的阶段。

关爱女性健康、提高女性地位和保障女性的权益需要以人为中心，以服务对象的需求为评价标准，强调满意和安全的性生活，同时需要社会广泛参与，尤其是医学、心理学、社会学、人类学、人口学、伦理学、政策学等多学科领域的共同参与。

二、女性不同时期生殖健康内容

女性一生的各个时期都有其不同的健康问题和保健特色，每个时期都需要关爱、健康指导及保健服务。胎儿期、新生儿期、婴儿期、幼儿期、学龄前期、青春期、育龄期、围绝经期和老年期都需要多方面的健康管理、营养保健和疾病预防。

青春期是儿童到成人的过渡期，是生殖器官、内分泌系统、体格逐渐发育至成熟的阶段。青春期女性要注重培养自我保健意识，了解生理及心理知识，保持良好的生活习惯，注重营养搭配，合理运动，注意妇科常见病的筛查和防治。育龄期女性要学习生殖健康知识,对妇科疾病有常识性认识,了解避孕方法,避免非计划妊娠,预防育龄期因孕育或节育导致的各种疾病,在妊娠前和围产期也做好相应的保健和知识学习。

三、关于月经的常识

正常有排卵的育龄期女性在一个卵巢周期的末期,如果所排出的卵子未受精,则黄体退化,血内雌激素、孕激素水平随之下降,出现子宫内膜脱落出血,临床上表现为月经。对月经的正规描述至少应包括四个要素:①经期长度;②周期规律性;③周期;④经期出血量。如果出现月经异常表现,需要就医,门诊咨询是否需要治疗。表4-1显示了非正常月经情况。

表4-1 非正常月经情况

月经的临床评价指标	术语	范围
周期	闭经	≥6个月月经不来潮
	正常	28天±7天
	月经频发	<21天
	月经稀发	>35天
周期规律性	规律月经	<7天
	不规律月经	≥7天
经期长度	正常	≤7天
	经期延长	>7天
经期出血量	月经过多	自觉经量多,影响生活质量
	月经过少	自觉经量较以往减少,呈点滴状

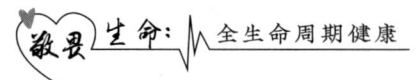

四、避孕方式的合理选择

避孕是女性生殖健康的重要内容,做好避孕方法的知情选择是重要内容。没有保护措施的性生活会让女性承受痛苦与伤害。计划外妊娠后轻易选择流产处理,容易对子宫造成伤害,导致后期慢性盆腔炎、备孕困难,并增加后续妊娠风险,甚至可能导致不孕。有性生活之后均需使用科学的避孕方法,提高避孕意识,选择安全、有效、方便且副作用小的避孕方法,为自己的幸福生活做出负责任的选择。

(一)避孕的重要性

(1)合理规划个人职业生活和家庭安排,控制生育间隔。

(2)减少非计划妊娠带来的伤害。

(二)避孕的方法、机制及其有效率

避孕方法包括口服避孕药,皮下埋植,使用注射剂、贴剂、阴道避孕环、宫内装置、避孕套,结扎,哺乳闭经法,性交中断法和安全期法等(见表4-2)。这些方法在预防计划外妊娠方面有不同的作用机制和效果。方法有效性可以用每年每百名使用该方法的女性的妊娠次数衡量,包括:非常有效,每年每百名女性妊娠0-0.9次;有效,每年每百名女性妊娠1-9次;勉强有效,每年每百名女性妊娠10-19次;不太有效,每年每百名女性妊娠20次及以上。

表 4-2 避孕的方法、作用机制及其有效性

方法	作用机制	坚持正确使用有效性 [每年每百名女性妊娠次数（次）]	一般使用有效性 [每年每百名女性妊娠次数（次）]
口服避孕药	阻止卵子从卵巢中释放（排卵）	0.3	7
单纯孕激素避孕药	增厚宫颈黏液，阻止精子和卵子相遇；阻止排卵	0.3	7
皮下埋植剂	增厚宫颈黏液，阻止精子和卵子相遇；阻止排卵	0.1	0.1
单纯孕激素注射剂	增厚宫颈黏液，阻止精子和卵子相遇；阻止排卵	0.2	4
长效避孕针（每月注射一次）或复方避孕针	阻止卵子从卵巢中释放（排卵）	0.05	3
复方避孕贴剂和复方阴道避孕环	阻止卵子从卵巢中释放（排卵）	0.3（贴剂）0.3（阴道避孕环）	7（贴剂）7（阴道避孕环）
宫内装置：含铜	铜元素会损害精子并阻止精子与卵子结合	0.6	0.8
宫内装置：左炔诺孕酮	增厚宫颈黏液，阻止精子和卵子相遇	0.5	0.7
男用避孕套	形成屏障，防止精子和卵子相遇	2	13
女用避孕套	形成屏障，防止精子和卵子相遇	5	21
男性结扎（输精管切除术）	防止精子进入射出的精液	0.1	0.15
女性结扎（输卵管结扎术）	卵子不能与精子结合	0.5	0.5
哺乳闭经法	阻止卵子从卵巢中释放（排卵）	0.9（6个月内）	2（6个月内）

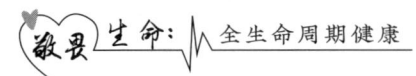

续表

方法	作用机制	坚持正确使用有效性[每年每百名女性妊娠次数（次）]	一般使用有效性[每年每百名女性妊娠次数（次）]
标准日法	在排卵期避免无保护的阴道性交以防止妊娠	5	12
基础体温法	在排卵期避免无保护的阴道性交以防止妊娠	没有可靠的有效性数据	
两天法	在排卵期避免无保护的阴道性交以防止妊娠	4	14
症状体温法	在排卵期避免无保护的阴道性交以防止妊娠	<1	2
紧急避孕药（醋酸乌利司他 30mg 或左炔诺孕酮 1.5mg）	阻止或延迟卵子从卵巢中释放。在无保护性行为后 5 天内服用，以防止妊娠	醋酸乌利司他<1；只含孕激素的紧急避孕药 1；雌激素和孕激素复方紧急避孕药 2	
日历法或节奏法	在估计排卵期第一天和最后一天避免无保护的阴道性交，即不性交或使用避孕套	没有可靠的有效性数据	15
性交中断法（体外射精）	尽量不让精子进入女性体内，防止受精	4	20

（三）不同阶段避孕方法的选择

女性在不同年龄、生育阶段要根据自身身体状态选择不同的避孕方法。只有在充分了解各种避孕方法的前提下，女性才能选择适合自己的安全、有效的避孕方法，降低计划外妊娠的风险。表 4-3 简单介绍了不同阶段女性通常选择的避孕方法，但也需要根据个人情况进行调整。

表4-3 不同阶段避孕方法的选择

阶段	要求	适宜方法	不适宜方法
新婚期/未妊娠前	使用方便，不影响生育	短效口服避孕药、男用避孕套	安全期、性交中断法、长效避孕药
哺乳期	不影响哺乳及婴儿健康	男用避孕套、节育环、皮下埋植剂	复方避孕药、安全期
生育后期	长效、可逆、安全、可靠	节育环、皮下埋植剂、复方口服避孕药、男用避孕套、绝育	对避孕方式禁忌
绝经过渡期	坚持避孕，外用为主	继续使用宫内装置至绝经后半年、男用避孕套	复方避孕药、安全期

五、性传播疾病的预防

性传播疾病是指主要通过性接触、类似性行为及间接接触传播的一组感染性疾病。性行为包括一切同性/异性性行为：生殖器-生殖器、口腔-生殖器、口腔-肛门、生殖器-肛门等的接触。国际上将20多种由性行为或类似性行为引起的感染性疾病列入性传播疾病范畴。我国重点防治的8种性传播疾病包括：梅毒、淋病、生殖器疱疹、尖锐湿疣、软下疳、非淋菌性尿道炎、性传播疾病性淋巴肉芽肿和艾滋病。预防性传播疾病需要做到：

(1) 养成良好的卫生习惯。

(2) 自强、自尊、自爱。

(3) 性生活健康、安全。

(4) 做好外阴卫生。

(5) 有效避孕，减少非计划妊娠，减少宫腔操作。

（6）正确就医，适度诊疗、体检。

（7）早诊断，早治疗。杀灭/控制病原体，消除症状，防治并发症，及时阻断进一步传播，足量、规范用药是关键。发现异常症状或者有高危性生活时需要及时就医诊治。

（傅璟　四川大学华西第二医院）

第五讲 性行为及其障碍

一、性行为概述

性行为是人类行为的重要组成部分，该行为受生物学因素和社会心理因素的综合影响。人类性行为的表现形式纷繁复杂，因此，给人类性行为下一个准确的定义经历了一个漫长的过程。随着人们对性行为本质认知的深入，这一定义还会被不断赋予新的内容。

（一）性行为的定义

过去的生物学家把性行为定义为任何增加配子（精子与卵子）结合可能性的行为，它强调了生育结果。但随着技术的进步，情形已大大改变，人们把性与生育分离开来，多数性行为是为了获得快乐的体验，而不是为了生育。每个个体一生中性交的次数大约为几千次，而与生育有关的次数很少。所以金西把性行为定义为一种导致高潮的行为。但这一定义并不严密，例如夫妻经过一次性交活动后，妻子没有获得性高潮，难道这次性交就不属于性行为吗？因此更为科学的定义应是：任何能产生性唤起并增强性高潮机会的行为。根据这个定义，爱抚、自慰行为，甚至性梦等都属于性行为。

（二）人类性行为的基本特征

（1）普遍性，即每个人都与性有关，或为性活动的主体，或为性活动的产物。

（2）作用的多样性，包括生殖、群体关系的维系、心理需求的满足等。

（3）选择性（排他性），反映在本能性行为（程式化）向动机性行为（灵活、选择）的转变，性对象、目的选择的分化，以及性活动方式的主流倾向等。

（4）社会责任，即种族繁衍，责任能力健全的个体应该对性行为的后果负责（道德的、法律的）。

（5）社会文化的制约性，每个文化社会的正统性活动方式和模式，是最具有特色的人类性行为特征之一。

（6）其他，包括无季节性、手的参与、增加性体验的辅助药物和器具的使用等。

（三）正常性反应周期

1. 兴奋期

性的兴奋是由肉体或精神方面的性刺激所引起的。当各种刺激引起了人的性欲之后，性欲又触发了一系列条件反射或非条件反射，进入兴奋期。在此阶段有一个激发性兴奋的过程，就是通过语言、爱抚激发对方的性欲，等到双方都进入了性的兴奋期，再进行性交。如果能做到这一点，就容易获得满意的性生活。男性进入兴奋期的标志是阴茎的勃起，其是海绵体充血的结果，同时提睾肌收缩，使睾丸向上升起，阴囊也变为扁平。

2. 持续期

兴奋期的性紧张处在未兴奋的基线水平以上，与基线的阈值相比，有显著的增高。进入持续期后，性紧张便持续稳定在较高的水平。有效性刺激的存在也能进一步强化与增高性紧张的兴奋程度。兴奋程度达到了性高潮的阈值时，能引起性高潮，此时便是持续期结束，进入了高潮期。此时，性紧张、性兴奋的程度已达到了顶点。持续期内男性龟头冠的直径略有增加，龟头颜色变深，由于血管充血，睾丸体积进一步增大，睾丸进一步提升与会阴部接触面积。这时由于尿道腺的分泌，尿道外口可有少量黏液流出。

3. **高潮期**

性器官相互刺激，通过感觉神经末梢将欣快感传达到性中枢，当刺激的强度达到或超过性高潮的阈值时，即通过各种神经反射促使性高潮的出现。性高潮的出现，标志着性欲的要求已达到满足的程度，也称性满足。男性表现：整个生殖器官自附睾开始，包括输精管、精囊、前列腺、射精管、后尿道共同产生强烈而不能自禁的节律性收缩，于是将精液由尿道外口排至体外，这就是兴奋达到高潮时所产生的射精现象。射精出现的早或迟是不受意志、思想控制的，一旦触发引起性高潮，则射精出现便不可避免。

4. **消退期**

此期在男女之间差异很大。男性射精后膨胀的阴茎由于充血迅速减少而变软与缩小，勃起很快消失，同时睾丸体积也因充血减少而变小，睾丸下降于阴囊底部，性欲迅速消退。值得注意的是，女性的性欲下降则较缓慢，是逐渐消退的。有些男性不注意女性的这一生理特点，射精过后就想休息，这对女性的性欲满足和情绪、状态都有一定的影响。此时，男性应继续爱抚女性，待女性性欲完全消退后再一同休息，共同结束性生活。

5. **不应期**

男性射精后即进入不应期。在射精后虽有性刺激存在，但不能立即使男性进入兴奋期。同一个人在不同时间，以及不同的人之间，不应期长短有很大差异。

（四）性行为的功能

现代性科学认为，人类性行为主要有三大功能：一是快乐，二是健康，三是繁衍。虽然目前繁衍仍然是人类性行为主要功能之一，但却不是唯一功能。适度的性行为除了能带给男女双方极大的愉悦，还能促进人的生理与心理平衡，维持家庭稳定等。所以性除了有基本的生理功能，还有它的象征功能：

第一，性是一种外部现实世界中的身体交互行为，当性表达两个人之间的情感时，它同时也象征内心幸福感。

第二，成功的性体现了某种对受伤害内在的修复能力。

第三，让每个人在给予爱的同时也感受到被爱。

性行为的合理目标是什么呢？首先，它能容纳和化解一定的冲突与挫折。我们经常谈到的"床头吵架床尾和"，说的就是这个道理。其次，性行为也能够满足我们生理和心理的需求，进而在满足需求的同时给我们带来愉悦感。

总之，健全和谐的性行为是以合理的性动机为基础，以科学的性知识和操作方法为条件，以现实的性道德和良好心身状态为保障，可以使双方获得性满足，促进双方感情和人格的升华。

二、性功能障碍

（一）概述

性功能障碍是指个体不能参与他或她所期望的性活动中的一种状态，表现形式有性兴趣缺乏，性快感缺失，不能产生有效的性行为所必需的生理反应，不能控制或体验到性高潮。目前，关于性功能障碍的临床描述多参考性活动生理反应过程。以性欲为起点的人类性反应周期具有一系列的生理过程，包括兴奋期、持续期、高潮期、消退期和不应期。与之相对应的性功能障碍有性欲障碍，性反应周期所涉及的各个生理过程的障碍，以及与插入和性交有关的疼痛，尚无特殊的与消退期有关的性功能障碍。作为一种疾病单元，性功能障碍的症状和体征必须是持续存在或反复出现的，并且它们肯定会给患者带来明显的痛苦或导致不良人际关系。但偶发的、一过性的性功能活动困难是常见现象，不应该被诊断为疾病。作为一种过程失调，性功能障碍与性心理障碍存在本质的不同，后者是通过作为性欲和性唤起主体的人、物或行为的特征来进行界定的。

性功能障碍的病因学相当复杂，大部分性功能障碍都具有多种病因，有的以器质性因素为主，有的以心理性因素为主。许多情况可能是器质性因素和心理性因素都发挥了作用所致。罹患某一特殊的功能障碍是个人生活经历、心理社会因素和已存在的生物学因素相互作用的结果。常见的性功能障碍包括性欲减退、性唤起障碍、性高潮障碍、勃起功能障碍、早泄、阴道痉挛、性交疼痛等。

（二）性功能障碍的治疗

性功能障碍的病因极其复杂，应该明确躯体因素或心理性因素在疾病发生、发展中扮演的角色，以便有效地指导治疗。有的治疗方法（如Masters和Johnson的性感集中训练）对大多数性功能障碍都有效，有的却是针对不同个体或疾病类型的，应因人、因时、因地慎重选择。总之，性功能障碍的临床治疗应遵守如下一些原则：

（1）明确性功能障碍的病因，对因治疗。

（2）根据具体情况制订个体化治疗方案，心理治疗和躯体治疗兼顾（表5-1）。

表 5-1　根据病因选择治疗方案

病因	治疗
心理性因素	在躯体疾病得到排除或得到满意治疗后进行包括性治疗、夫妻治疗、个别心理治疗等形式的心理治疗
躯体因素	对病因性疾病进行有效的诊治，并结合适当的心理咨询和治疗
药物因素	停用、调整或换用可能对性欲有影响的药物，停止使用酒精或其他对性欲有影响的非处方药物，并结合适当的心理咨询和治疗

（3）坚持情爱是治疗的基础，性伴侣双方和谐的人际关系是保障的观点。

（4）遵循双方共同参与的原则。

（5）重视性活动的全面性、复杂性及互动性，鼓励非性交性活动的进行。

三、性心理发展理论

（一）概述

性心理发展理论对我们了解个体性心理和人格的发展都非常重要。性心理发展是个体整个心理发展的重要组成部分，甚至可以说它能够决定个体人格是否健康。性心理作为一种心理现象，具有其自身发生发展的内在规律。个体在发展中逐渐对性的感受、性行为和性取向等有了全面认识，这一复杂过程就是性心理发展。

心理动力学理论是最重要的性心理发展理论之一。这一理论是著名心理学家弗洛伊德提出的。弗洛伊德认为人类心理和行为，是受追求快乐、降低焦虑的驱动力推动的。弗洛伊德称这种驱动力为"力比多"，"力比多"是与性本能有关的潜在能量。弗洛伊德认为所有愉快的活动都起因于性本能。心理动力学理论认为"力比多"是躯体的一部分，对儿童的身体发展起重要作用。婴儿出生后的性能量以"力比多"的形式储存在体内。在个体成长的不同时期，"力比多"逐渐与不同的躯体快感部位相联系。

（二）性心理发展阶段

个体出生后到性成熟的性心理发展阶段主要包括口欲期、肛欲期、生殖器欲期、潜伏期、生殖期五个阶段。个体在成长过程中的不同阶段可能存在性心理发展不良的情况，这是成年期出现情绪和心理问题的主要原因。

第一个阶段：口欲期，是从出生到1岁这个阶段。婴儿的需要和感觉集中在口部。嘴和口腔黏膜成了满足欲望及进行交流的最重要身体部位。这个阶段最大的本能是需要食物，通过吸吮母亲的乳头和被拥抱得到快感。这个阶段常见婴儿通过吸吮手指满足获得快感的需要。这些行为是追求自体性欲满足的表现。这一阶段母亲通过喂养和抚摸等躯体性接触和情感交流，与婴儿形成依赖关系和给予安全感。婴儿如果在口欲期发展受挫或得不到满足，长大后人格可能会存在偏离，如缺乏信任和安全感，并可能成年后沉迷烟酒，经常把手放在嘴里或口头攻击。反之，过多的满足也可能导致过分依赖的人格。

这一阶段可发展出依恋关系。依恋关系指婴儿和母亲之间存在的一种特殊的感情关系，它是一种感情上的连接。依恋关系分为安全型依恋关系和不安全型依恋关系。拥有安全型依恋关系的婴儿与母亲在一起能安心玩游戏，并不总是依附母亲；当母亲离去时明显表现出苦恼，但当母亲回来时会立即寻求与母亲的接触，并能很快继续玩游戏。拥有安全型依恋关系的婴儿与母亲紧密联系在一起，将母亲作为探索外部世界的基地，长大后更自信，更有安全感。不安全型依恋关系分为回避型和反抗型。回避型婴儿在母亲离去时并没有焦虑感，母亲回来时也不予理会，表现出忽视及躲避行为。反抗型婴儿对母亲的离去表示强烈的反抗，母亲回来后寻求母亲的接触，但同时又显示出反抗甚至发怒。过分依赖的人实际上是一个对其依恋对象感到焦虑的人，他对能否得到依恋对象的回应缺乏信心。婴儿对母亲依恋的需求是为了刺激与表达性兴奋。如果丧失频繁或太久，就可能导致成年后性格方面的缺陷。

第二个阶段：肛欲期，是从1岁到3岁这个阶段。弗洛伊德认为婴儿的肛门区在这个阶段处于动欲期。这一阶段父母开始培养孩子的大小便习惯，孩子则根据自己的快感需求决定保留还是排泄。这个阶段孩子的心理发展任务是获得独立性，发展自律性，接受大小便的控制等生活技能的训练。孩子开始学会说"不"，通过控制躯体活动来表达自己的意愿和自主性。肛欲期留下问题的人在成年时表现出的人格特点是洁癖、刻板、施虐、过分关注细节、强迫。

第三个阶段：生殖器欲期，是从3岁到6岁这个阶段。这个阶段儿童性别认同形成，开始表现出对生殖器的刺激产生兴趣。他们会通过刺激生殖器而获得快感。这个时期对生殖器的刺激与成人的自慰行为性质完全不同，其不过是儿童的一种性游戏而已。这个阶段表现出对性的探究行为。这一阶段的儿童对异性父母产生了性兴趣，也就是爱恋情结。这也是我们通常所谓的"恋父情结"或者"恋母情结"。古希腊神话中，俄狄浦斯不认识自己的父母，在一场比赛中失手杀死了自己的父亲，又娶了自己的母亲。心理学中用"俄狄浦斯情结"来比喻有恋母情结的人。这一阶段儿童的羞耻心、厌恶感和道德感尚未建立起来，如果教育不当或存在某种外界的诱惑，可能导致儿童性反常现象的发生。该阶段造成的心理创伤，可能使儿童对性产生罪恶感和恐惧感，成为其成年后性功能障碍的根源。儿童这个阶段触摸生殖器并不是自慰，这种行为与缺乏母爱有关，足够的拥抱、触摸和关爱，可让儿童学会愉悦自己，而过多的剥夺会导致儿童过分依赖刺激生殖器的行为。

第四个阶段：潜伏期，是从6岁到12岁这个阶段。在这个阶段，孩子对父母和家人的兴趣减弱，对性的兴趣下降，开始发展出对学校、游戏伙伴、体育运动等新的兴趣。在这个阶段，男孩、女孩之间的关系开始疏远，同性孩子之间的交往加深。当儿童在日后性心理发展遇到挫折时，个体的心理退行到此阶段。

第五个阶段：生殖期，从13岁开始。女性进入青春期的年龄为12岁左右，男性为14岁左右。在这个阶段，个体的第二性征日益明显，性发育基本成熟。这是一个依赖与独立并存的矛盾冲突阶段。对异性逐渐产生吸引和好感，产生朦胧和不明确的情意。在这个阶段，性别角色和性别认同的矛盾冲突迅速膨胀，可能会有一种惊慌失措的情绪体验。通过发展逐渐建立自我认同感，接纳自己，也可能出现认同混淆和认同危机，没有一种稳定的自我认同感。这个阶段心理水平较幼稚，缺乏自控能力，易受外界诱惑，所以也称为"青春期危机"。

（三）健康性心理的基础

健康性心理的基础包括：

（1）合理的性动机，即与社会规范吻合，建立在爱情的基础上，顾及他人的行为认知（利他性）。

（2）科学的性知识。全面地认识性知识，如性心理、生理、性道德、性活动操作等，避免盲目性和性问题出现。

（3）健全的性生理是健全性活动的物质基础。健康状况对个体性行为具有极大的影响，密切相关的系统有泌尿系统、心血管系统、神经系统和内分泌系统等。无药物、物质滥用，无不良生活习惯等。

（4）良好的心态（精神状态）。心理异常或精神疾病状态对性活动具有巨大的负面影响。

（5）高尚的性道德，即性生活是双向性的和谐（理解、尊重、协作和彼此满足）。

（6）恰当的环境。环境应保证性活动各阶段的连续性和每个阶段的充分性，避免过程中注意力和情绪被干扰。

四、性心理障碍

（一）概述

性心理障碍（Psychosexual Disorder）亦称性变态（Sexual Perversion 或 Paraphilia），是一类以异常性行为为主要临床表现的心理障碍。性心理障碍的存在由来已久，关于它的描述颇为复杂，曾经或现在仍在使用的名称还有性欲倒错、性偏异或性歪曲（Sexual Deviation）、性精神病态（Psychopathia Sexualis）等。性心理障碍通常具有如下特征：

（1）对不能引起正常人性兴奋的物体、对象或环境有强烈的性兴奋。

（2）追求或者采用与常人不同的异常性行为方式来满足自己的性欲。

（3）具有强烈的改换自身性别身份的欲望。

性心理障碍者对正常性活动没有兴趣、缺乏驱动力，甚至心怀恐惧；但对偏离正常的变态性行为却极为热衷，这些行为的发生具有冲动性、强迫性、重复性和顽固性的特点。变态性冲动发生时，有些患者难以遏制他们的性心理障碍行为，为达目的不择手段，愿冒一切风险，如挨揍、被捕、家庭破裂、身败名裂等。尽管患者的变态性行为具有强迫性、冲动性，但患者平素的个性可能是内向的、不善交往的，在异性面前腼腆、害羞、胆怯，作风较严肃，不苟言笑，甚至对别人的"作风"问题很反感。大多数性心理障碍者对自己的"不轨行为"在伦理道德上有所认识和批判，甚至感到厌恶和痛恨，但在关键时刻往往按捺不住"行动"，不能吸取教训。这些症状的持续存在会给患者、其家庭及社会带来明显的伤害。

由于变态性行为不为人们所接受，患者表达性要求极其困难，加之多有个性方面的缺陷，性心理障碍者往往会面临许多情绪方面的问题，如焦虑、抑郁等。他们多内向、柔弱、缺乏自信，对变态性行为的发生，多认为是一种自己无法控制的具有"强迫"特点的行为。主观上他们对这些难以控制的非"自我"行为感到不安、痛苦、自卑、自罪、下流感；对于不可避免的严厉惩罚感到委屈，担心自己今后再犯而苦恼、彷徨。多数性心理障碍者不自知，很少主动求医，除非迫于社会和家庭的压力，被动求医以期摆脱眼前困境。

性心理障碍一般在青春期前后起病，成年后起病者应首先考虑其他疾病的可能，如脑器质性疾病及某些精神疾病，进入更年期以后个体的病态性意向减弱。有的性心理障碍者在婚后虽然很爱自己的伴侣，但对正常的性生活没有兴趣，对变态性行为却极为渴望；有的在婚后可短时停止性心理障碍行为，但在一段时间后仍复发，很多人婚后关系不稳定。中年发病者多为单身者或离婚者。

（二）性对象障碍

性对象障碍是指持续存在或反复出现的以异常对象作为唯一或主要性唤起和性满足对象的性活动，属于性偏好障碍。性对象障碍包括恋物症、异装症、恋童症、恋兽症、恋尸症、恋老症等。

1. 恋物症

恋物症（Fetishism）是指个体反复出现的、强烈的以无生命的物体（常为异性用品）作为性幻想、性唤起、性冲动或其他形式性活动的主要对象的行为。尽管目前尚缺乏可靠的关于这一疾病的流行病学资料，但从民间口传、文学描写及临床观察等情况看来，这种疾病并非罕见，绝大多数的临床病例为男性，偶有女性病例的报道。恋物症常起病于青春期，少数可发生于青春期之前，偶见于男性同性恋患者。

能引起恋物症者性唤起的物品种类繁多，但每个恋物症者通常仅迷恋少数几种物品，这些物品多为异性的内衣或具有性刺激色彩的东西，以及某些异性身体上与性无关的部分，如手、足、头发或身体畸形。一般地，恋物症者喜好的物品在质地、结构、气味和外观上有一定的特点，它们多是柔软、滑腻、具有较好摩擦效果或具有性启发作用的东西，如皮毛、天鹅绒和光亮的羽毛，以及身体接触过的东西，如乳罩、内裤、衬衣、袜子、睡衣、鞋、手套等，少数恋物症者的性兴奋可由偏爱物体的图片引起。恋物症者对异性使用过的物体的偏爱，并不是将它们看作物体主人的象征或替代，他们眷恋的并不局限于恋人所有或所赠物品，并非某一女性专有物品，可以是认识或不认识、没见过面的女性，一个或几个，甚至几十个人的物品，这与恋人之间的"见物及人"和"爱屋及乌"的情感体验迥然不同。恋物症者偏爱物品，正如精神病学家Stoller.R所说："是因为它们安全、沉默、合作而宁静，即使收藏或销毁都没有不良后果。"

恋物症者很少有反社会行为，平时与人相处无特别异常。但恋物症者所具有的异常性偏好和性行为常常会给他们的社会活动、人际交往带来极大的困难。由于对正常的异性性活动缺乏原动力，在处理婚姻、家务等事务时，他们需面对源于自身、家庭和社会等方面的困惑与压力，常常具有焦虑、抑郁、苦恼和易激惹等情绪障碍。为了获得偏好的物品，有些人会花费大量的时间和精力不择手段地搜寻、偷窃，尽管绝大多数恋物症者对他人不造成人身攻击或安全威胁，但若被抓获必然受到惩罚，也会给被偷者带来不愉快，增添许多不必要的麻烦。有些恋物症者在使用偏好物品进行性唤起时，可因使用不当而危及自己或他人的生命。如用丝袜勒自己颈部，以便在性窒息状态下获得性高潮和射精，时有意外导致死亡的个案报道。

2. 恋童症

恋童症（Paedophilia）是指个体反复出现的、强烈的以青春期前的儿童（一般为13岁以下）为性幻想、性唤起、性冲动或性活动对象的行为，这种行为是恋童症者偏爱的或唯一获得性兴奋的方式。对恋童症者必须年满16周岁且比受害对象大5周岁以上，方可下此诊断。青春后期的个体与一个十一二岁的人保持此种关系亦在此列。恋童症者按常见年龄组可分为50岁以上组、30岁以上组和少年组。有些恋童症者倾向于某年龄段的儿童。有的以异性儿童为主，有的以同性儿童为主，有的则均有兴趣。关于本病的人群患病情况不详，但从民间口传、媒体报道等情况看来，具有恋童倾向的人为数不少。

恋童症者可具有从观看、爱抚、口淫、手淫到各种程度的插入和强迫他人的行为。他们异常性行为可能锁定在自己的孩子身上、亲友身上，或陌生人身上（约占10%）。恋童症者常用一些精心编织的语言对自己的行为进行开脱和评判，采用一套精心策划的娴熟的方法引诱儿童与之发生性关系，如用糖果、金钱或威迫手段使儿童就范。有人认为，恋童症者仅见于成年男性，但偶有成年女性反复与儿童发生性接触的案例报道。由于受害者多为恋童症者的亲属或熟人，基于一些诸如家丑不可外扬等方面的考虑，恋童症者的行为即使被发现也很少报警。有资料发现，恋童症者被揭露的案例只有15％左右。

目前，关于恋童症的病因知之甚少。在生物学方面，无明显的证据表明这类疾病具有遗传倾向，虽有个别研究发现恋童症者具有大脑颞叶功能方面的异常，但多数研究的结果并非如此；在社会－心理因素方面，有人认为恋童症的发生可能与个体的性发育受抑制有关，与同性恋有一定的联系。但实际上，我们看到的是，较多的恋童症者可以对异性保持可接受的性兴趣。

3. 异装症

异装症（Transvestism）又称异装性恋物症，是指个体反复出现的、强烈的以身着异性服饰作为性幻想、性唤起、性冲动或性活动对象的行为。轻微的异装症者仅偶尔或部分着异性服饰，重者只有在从头到足都穿戴异性服饰的情况下才能引起性唤起、获得性高潮。如果异装症者具有长期的性别角色识别与指向问题，或具有强烈的性别转换愿望，以诊断性身份障碍为宜。

迄今尚无准确的关于本病的人群患病情况的资料，这与大多数异装症者仅在自己家中私下身着异性服饰有关。穿着异性服饰行为可给患者带来不同程度的社会疏远和人际交往困难，他们常常具有一些情绪方面的问题。该病具有慢性化的倾向。

异装症者在穿着异性服饰时，大多具有平静、舒适、紧张消除的体验；受到他人指责时，对扔掉异性服饰犹豫不决。许多男性患者的妻子完全知道丈夫病态的异装现象，开始时可能会迷惑不解、极力反对，但经过一段时间后她们可能会默许这种现象的存在，甚至常暗中帮助丈夫选择富有魅力的、剪裁得当的衣着款式。也有相反的例子，有的妻子对丈夫着女装感到困惑，坚持要求他们求医治疗，有的则愤然要求离婚。这些情况的出现往往会给他们的家庭生活带来极大的困扰，产生焦虑、抑郁等情绪问题。

（三）性动作障碍

性动作障碍又称为性方式障碍，共同点是患者在选择性对象方面无误，性欲满足的方式却是偏离正常的。性动作障碍包括露阴症、窥阴症、性施虐症、性受虐症、摩擦症等。

1. 露阴症

露阴症（Exhibitionism）是指个体反复出现的强烈的以向不期而遇的陌生人暴露自己生殖器作为性唤起、性幻想、性冲动和性活动方式的行为。受害者的反应，或者想象中受害者的反应在露阴症者的变态行为的发生和维持中有着重要作用。露阴症者在暴露生殖器时可伴有或不伴有手淫行为。露阴行为具有仪式化特点，即在每次行事时均具有相同的行为特点。本病几乎都见于男性，偶有关于反复暴露乳房的女性个案报道，至于向他人暴露生殖器的女性就更属罕见。本病的共同特征是，在异性面前裸露自己的生殖器以获得性满足。他们多在偏僻或黑暗角落处守候，当异性走近时突然露出生殖器。露阴症者实施该行为的目的是引起异性强烈的情绪反应（如震惊、惊吓等），并从中获得很大的性快感。露阴症者面临的情景越惊险，越有被抓获的可能，其性满足程度就越高，因此他们挨打、被捕的概率很大。少数人只要引起异性的注意或嘲笑即可达暴露目的。有的是发作性，有的是持续性，一般在引起对方惊骇后迅速离去，很少出现强奸或攻击受害者的行为。

2. 窥阴症

窥阴症（Voyeurism）是指反复出现的、强烈的以偷窥不知情者的裸体、脱衣或性活动过程等方式作为其性唤起、性幻想、性冲动或性活动内容的行为。窥阴症者可当场手淫或事后回忆窥视情境时手淫，以获得性满足。总的说来，多数病例仅以偷窥行为作为性唤起的来源，而无与被偷窥对象发生性关系的企图，偶有关于窥阴症者强奸的个案报道。窥阴症者多是小心地躲在阴暗角落窥视异性的隐私部位、裸体或他人的性活动。他们在窥视过程中不辞辛苦、不畏被发现的危险，可在阴暗角落里守候3-5小时，也有借助反光镜、望远镜等方式进行偷看的。尽管窥阴症者具有强烈的偷窥异性的愿望，但他们参与正常性活动的动机和能力却存在缺陷，他们并不试图接近或同异性发生性关系，也不乐意与异性进行性交往和性接触，大有"叶公好龙"的意味。这类患者对公开观看异性的裸体并不感兴趣。例如国外的一些调查发现，公开裸体表演不能刺激其性兴奋。尽管他们"行动"隐蔽，但仍常被路过之人发现，从而挨打、受罚，但患者并不就此罢手。与大多数性动作障碍患者一样，由于行为的伤害性、违法性及冲动的强迫性，窥阴症者往往具有许多不良情绪问题。

3. 摩擦症

摩擦症（Frotteurism）是指个体反复出现的、强烈的以向不愿意的人进行身体接触和摩擦动作作为性唤起、性幻想、性冲动或性活动方式的行为。本病主要见于男性，他们通常用勃起的阴茎去接触和摩擦陌生女性的敏感部位，并在此过程中很快获得性唤起和性满足。虽有关于女性用胸部进行摩擦的个案报道，但极其罕见。

这类患者的行为模式和心理状态是基本类似的。他们经常潜伏于商场、影院、地铁等拥挤的公共场所，趁机隔着裤子用生殖器去接触女性的臀部或大腿，以达到性高潮，个别患者甚至会在女性未察觉时将生殖器置于手部。患者身处相应环境时，一种与性兴奋同时出现的冲动油然而生，阴茎随之出现性反应，这种反应在进行摩擦的过程不断增强直至达到高潮而射精。与正常性活动不同之处在于，在摩擦行为前、过程中伴随一种紧张、恐惧的情绪状态。摩擦症者的行为往往会给受害者带来极大的伤害，会招致社会的强烈谴责和处罚。同时，他们的人际交往存在非常大的困难，往往具有焦虑、抑郁等情绪问题。

4. 性施虐症和性受虐症

一般而言，性施虐和性受虐行为是互相伴随的，正所谓"周瑜打黄盖，一个愿打，一个愿挨"。这里一并进行描述。

性施虐症（Sexual Sadism）是指反复出现的、强烈的以给性活动对象带来心理上（包括羞辱）或身体上痛苦作为性幻想、性唤起、性冲动或性活动主要或唯一方式的行为。有的性施虐症者将其性施虐活动局限在幻想中，有的集中在愿意接受该行为的性伴侣（常为性受虐症者）身上，但仍有部分患者将痛苦的性活动强加于不愿意的受害者身上。后者具有一种继续实施其活动的倾向，直到令人难以承受的地步，患者不断地增加其施虐行为的严重程度直到给受害者带来重伤或死亡的危险。施虐性行为的幻想常始于儿童期，并具有一个慢性的病程。

性受虐症（Sexual Masochism）是指反复出现的、强烈的以被羞辱、鞭打、捆绑，或其他可带来痛苦的活动作为主要或唯一的性唤起、性幻想、性冲动或性活动手段的行为。对多数患者而言，仅表现为轻微的、象征性的和幻想性地卷入性施虐和受虐活动中，其行为不构成真正的躯体痛苦或暴力攻击。少数严重的性施虐、性受虐活动包括捆绑、拷打、辱骂、刀刺、强奸、色情谋杀、切肢等残酷的暴力行为。

有的性施虐症者只有在非自愿的性伴侣面前方能产生性兴趣、获得性快感；而另一些患者则只需要志同道合的性伴侣（即性受虐症者）。某些性受虐症者要求性伴侣在性活动中对其用鞭子抽打、勒颈、用足踩，或用刀割其肢体，似乎产生的肉体痛苦越大，性满足越充分。由于想受到很大伤害的性受虐症者在寻求性伴侣时困难颇大，有时不得不求助于可提供高度刺激的性工作者，或以一些奇异的方式给自己造成痛苦，如火烧、自我悬吊、刀割生殖器等。在局外人看来，发生在性施虐症者、性受虐症者之间的这种性行为是不可想象的，并为他们的行为担惊受怕，其实他们的关系可能如胶似漆，正如一个患者所说："在激情中，我们几乎忘却了真实的世界，也不去考虑后果。"

（四）性心理障碍的治疗

性心理障碍患者对自己疾病状态的认知并不比重型精神疾病患者强多少。特别是不涉及受害对象的患者，他们认为疾病行为是自然的、个体化的、别人无须干涉的，并且乐此不疲。但症状的存在会给患者带来许多社会、心理问题。强迫性的性行为与性活动会浪费患者的情感、精力和时间，影响他们的日常工作和人际交往。并且，这些行为的曝光可能会给患者人际关系的稳定性带来威胁，引起婚姻的不幸、社会的孤立，以及自身的寂寞和抑郁。涉及受害者的变态性行为可给患者带来法律诉讼、坐牢、社会排斥和其他形式的可给生活造成巨大困难的后果。频繁的、毫无保护及无节制的性活动可能会引起或传播疾病。过分强烈的施虐或受虐可能会招致严重的创伤。凡此种种，都需要医疗行为的干预。到目前为止，对多数性心理障碍者而言，心理治疗是主要的治疗手段。

1. 心理治疗

尽管我们认为，心理治疗是治疗性心理障碍者的首选，但临床观察资料显示，其治疗效果，特别是远期疗效是颇值得怀疑的。前述的患者对自身性行为的认知和态度，决定了他们求医目的和动机。实际上，很多患者是不会主动求医的。多次遭到惩罚，迫于社会和家庭的压力被动求医者，求医目的也仅仅是摆脱困境，甚至前来寻求一些既能维持变态性行为现状又能减少或逃避社会、家庭指责和惩罚的方法。在治疗时，亦存在可能产生一些不良后果的危险，例如，已存在的精神疾病的恶化，或在治疗过程中夫妻关系恶化等。

但对于那些对变态性行为具有切肤之痛，具有强烈摆脱病态欲望的患者而言，进行恰当的心理治疗，成功的机会是可以预期的。临床上报道的方法很多，但就其治疗的理论基础而言，无外乎认知行为和精神分析两大方面。

（1）认知行为治疗。

目前，认知行为治疗已经成为性心理障碍者主要的治疗方法，并取得了显著的效果。绝大部分方法涉及多层面的治疗计划，这些计划旨在减少为社会所不容的性唤起模式；增加社会认可的性行为模式；提供肯定的、社会的，以及与性有关的技能训练；帮助患者发现和修正错误的性活动认知；提供方法应对焦虑、抑郁和其他的负性情绪；预防复发。以前，许多认知行为治疗方法（如厌恶疗法）会给患者带来较大的痛苦。现在，更人性化和更公开而周密的，可实现高潮满足、患者理解和刺激控制等的方法也应用于实践中。手淫快感模式重塑将有助于适宜性唤起方式的增强。变态冲动行为可在会给人带来苦恼的场合里发生，就如何处理这些冲动进行教育有助于患者改善在此类场合里面进行行为控制的能力。有证据表明，这些周密的治疗计划可减少那些因强奸、恋童症、露阴症行为而入狱的人的屡犯率。

社会环境督促与教育对于本病的防治尤为重要。该工作应发动家长、教师、精神科医生和儿科医生等共同参加，对少年儿童进行心理卫生和性知识方面的教育，让其对性心理障碍有所认识。家长要注意自己的言行，营造一个良好的家庭氛围，以免对孩子的性心理发展带来不良影响。一旦发现与性心理障碍相关的问题，应及时寻求精神科医生或性治疗医生的帮助。

（2）精神分析疗法。

如果基于某些原因，到了青春期以后，个体性活动的儿童特征保持不变，不能成熟，仍以儿童性活动作为主要或唯一的性活动方式，就是性心理障碍。但对于大多数患者而言，他们在意识层面是没有认识到这个问题的。一旦患者能够理性地认识和判断变态性行为的幼稚性、非成熟性及非适应性，并具有了对变态性行为的羞耻感，就会逐渐地放弃此类行为，并学习新的与年龄相称的行为模式。于是，变态性行为就得到了有效的纠正。

2. 药物治疗

性心理障碍是一种心理障碍，单纯的药物治疗效果是有限的，并且治疗的有效性一直受到人们的质疑。综观性心理障碍药物干预的历史和现状，可看出用药大多出于如下几个方面的考虑：

（1）降低个体的性驱力，减少变态性行为的发生，增强个体自控能力。

（2）减弱或改变带有强迫性、超价性特点的异常性观念。

（3）缓解性心理障碍者具有的焦虑、抑郁等情绪问题，以利于心理治疗的进行。

常用的药物包括抗雄性激素药物、女性激素、抗焦虑药物、抗抑郁药物及抗精神病药物等。

3. 长期治疗和预防复发

目前尚无一种治疗对性心理障碍具有根治性效果。要想根除患者变态的性冲动和性幻想可以说是不可能的，但可降低其强度和频繁程度，帮助患者控制他们的行为。长期治疗和预防复发尤为重要。治疗亦存在困难，一则源于患者，他们身处严厉的环境，被迫放弃极具诱惑力的行为；二则源于治疗者，他们时常或多或少地被卷入官司，同时社会对这些患者可能会给他人带来的伤害是心存疑虑的。

（况伟宏　四川大学华西医院）

第六讲 艾滋病对生命的危害

一、艾滋病的定义和致病机制

人类免疫缺陷病毒（Human Immunodeficiency Virus，HIV）是一种单链 RNA 反转录病毒，可分为Ⅰ型和Ⅱ型，其中 HIV－Ⅰ型为主要流行型。而获得性免疫缺陷综合征（Acquired Immunodeficiency Syndrome，AIDS）是由 HIV 感染引起的以严重免疫缺陷为主要特征的性传播疾病，又称艾滋病。HIV 进入人体后，将免疫系统中 CD4＋T 淋巴细胞作为主要攻击目标，大量破坏该细胞，导致细胞免疫缺陷，使人体免疫功能大幅降低，引起带状疱疹、口腔霉菌感染、肺结核、肺孢子菌肺炎等多种严重机会性感染性疾病，患者后期常常发生恶性肿瘤，并导致长期消耗，以致全身衰竭而死亡。HIV 就像特洛伊木马偷渡进入"人体城邦"摧毁"守城卫兵"，让城门大开，一些平时根本无法进入的"敌人"轻而易举地占领患者的身体并肆意破坏，最终不是艾滋病而是相关并发症夺走了患者的生命。

二、艾滋病的起源

HIV 不可能凭空出现，到底来自哪里呢？在艾滋病起源问题上，一直存在争议，但目前国际上的基本共识是艾滋病是一种动物源的病毒性疾病，起源于非洲中部的灵长类动物。目前最为流行的 HIV－Ⅰ型病毒与黑猩猩身上发现的猴免疫缺陷病毒（Simian Immunodeficiency Virus，SIV）的基因构成非常接近，而 SIV 在猴和猿中至少存在数万年，感染 SIV 的猴和猿也会出现艾滋病的症状，通过进一步研究发现

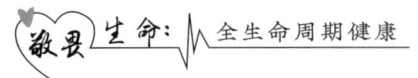

黑猩猩捕食其他猴类会感染其他类型的 SIV 毒株，最终不同的 SIV 毒株结合形成了 SIVcpz，SIVcpz 在特定的条件下可以感染人类。在一些地方，人类会猎食黑猩猩、白眉叶猴等，在猎食过程中携带 SIVcpz 的黑猩猩通过人类的伤口破损或黏膜将 SIVcpz 传染给了人类。此外，某些地方因崇拜大猩猩的力量，存在与大猩猩换血、性交等陋习，这部分人成为最先感染 SIVcpz 的人。SIVcpz 逐渐适应新宿主，最终演变成 HIV。

那谁又是感染 HIV 的"零号患者"呢？这虽然对于研究艾滋病的起源与演变意义巨大，但已是一个不可能完成的任务。此前沸沸扬扬的"零号患者"盖尔坦·杜加已沉冤昭雪。最早正式报告艾滋病病例的是 1981 年美国疾病预防控制中心发表的一篇报道：洛杉矶的 5 名年轻男同性恋被诊断出患有一种不寻常的肺部感染，即肺孢子菌肺炎。艾滋病开始正式进入公众视野，在后续的 40 多例感染病例研究中发现，这些患者由性接触联系起来，而加拿大同性恋男子盖尔坦·杜加则处于关系网的中心。由于盖尔坦·杜加在美国疾病预防控制中心的代号为"患者 O"，字母 O 后面被误读为数字 0，最终在媒体的炒作之下盖尔坦·杜加是 HIV 主要传播者的谣言广泛流传。但其实早在二十世纪七十年代初，HIV 就已在美国部分地区传播，所谓的"零号患者"盖尔坦·杜加也仅仅是普通的 HIV 感染者之一，并非将 HIV 带入美国的"罪魁祸首"。现如今，艾滋病已于全球广泛传播。

三、艾滋病的发现

HIV 感染可以从表面看出来吗？答案是否定的。从感染 HIV 到发病通常有一个长期而完整的过程，临床上将这个过程分为四期：急性感染期、潜伏期、艾滋病前期、典型艾滋病期。其中急性感染期又称为窗口期，是从HIV进入人体到血液中产生足量的、能用检测方法查出HIV抗体之间的时期，目前一般认为是14－21天，此时患者已具有传染性，通过HIV核酸检测已经可以检出感染。随后，便会进入一个长短不等的、相对健康的、无症状的潜伏期。潜伏期是指从感染HIV开始到出现艾滋病症状和体征之间的时期，这一时期一般为7－10年。值得注意的是，潜伏期不是静止期，更不是安全期，在这一时期病毒仍在持续繁殖，具有极强的破坏作用，也正是因为这一时期缺乏症状和体征，给疾病的早期诊断和治疗造成了巨大的困难，这也解释了为什么HIV感染从表面看不出来。随着病情的进展，逐渐进入艾滋病前期、典型艾滋病期，此时临床症状便会逐渐显现且典型。

因此，我们可以将患者分为HIV感染者和艾滋病患者，这与乙肝类似。其中HIV感染者指的是感染HIV，未出现临床症状或出现临床症状但未达到艾滋病病例诊断标准者，主要包括HIV急性感染期患者和潜伏期患者。而艾滋病患者是指感染HIV，出现临床症状，并达到艾滋病病例诊断标准，表现为持续发热、腹泻、体重下降、淋巴结肿大、各种机会性感染者，也就是处于艾滋病前期、典型艾滋病期的患者，此时患者的生命进入倒计时。

四、艾滋病的传播

性接触传播、血液传播、母婴传播是HIV的主要传播途径。HIV可能通过无保护的性行为进入人体内，精液、阴道分泌物和血液都是其载体。值得注意的是，男男性行为由于不是通过自然性生活腔道，容易造成黏膜破损出血，感染风险会超过一般的男女性行为。输注携带

HIV 的血液或血液制品感染率最高。吸毒者共用针头静脉注射毒品也是血液传播方式之一。以往在很多国家和地区存在"卖血"地下市场，没有经过严格消毒的采血针头不停地交换出现在一个个"卖血"人的血管内。这曾经造成大批人员集体感染 HIV。感染 HIV 的母亲通过自然产道分娩和母乳喂养都可能将 HIV 垂直传播给自己的孩子，造成新生儿 HIV 感染。而我们日常的生活接触，包括共同进餐、共用厕所、共同呼吸、握手、蚊虫叮咬甚至是亲吻都不会造成 HIV 的传播，因此也不必对艾滋病患者拒之千里。

五、艾滋病的治疗

现阶段最常用的疗法为华裔科学家何大一发明的鸡尾酒疗法，即高效抗逆转录病毒治疗（Highly Active Antiretroviral Therapy，HAART），同调制鸡尾酒一样将数种可用于对抗 HIV 的抗病毒药物按一定规则组合在一起，既能发挥抗病毒功效，又能降低长期用某一种药导致的耐药性。即便如此，鸡尾酒疗法也只是将患者病毒载量压制在一个相对低水平，从而尽量延缓艾滋病前期、典型艾滋病期的到来，延长艾滋病患者的整体寿命。

黑暗之中总会传来一丝光亮，全世界已有几例被治愈的艾滋病患者报道，他们中的大部分人都同时患有其他血液系统疾病并行造血干细胞移植。相信这些宝贵的病例经验会给后续艾滋病的治疗和基础研究带来巨大的启示。

六、艾滋病的预防

由于现阶段艾滋病尚无有效疫苗且人群均无自然抵抗力，因此预防变得尤其重要，那艾滋病如何预防呢？首先，要洁身自爱，避免高危性行为，尤其是男男性行为；其次，不吸毒，不共用注射器，严禁擅自输血和使用血液制品；最后，务必在性生活中全程正确使用安全套，这些行为习惯都是有效预防艾滋病的手段。对于感染 HIV 的孕妈妈而言，积极地进行抗病毒治疗，在专业医生的指导下安全分娩及人工喂养，可以降低约 98% 的子代 HIV 感染风险。一旦出现高危性行为、HIV 感染的器械扎伤等暴露，可以紧急进行阻断治疗，原则上应该在黄金 72 小时内启动治疗，其中 2 小时内最佳，需 28 天连续服用 HIV 阻断药，其可以降低 80% 以上的 HIV 感染风险。HIV 阻断药作用机制简而言之，就是在 HIV 攻占 CD4+T 淋巴细胞前先占领高地，让 HIV 没有位点可结合，一段时间后被自行清除出人体。当然连续 28 天服用 HIV 阻断药一般都会出现一定的不良反应。

七、艾滋病对大学生的影响

现如今，艾滋病发病人数逐年攀升，其是导致全球青少年死亡的主要原因之一，是我国重点控防的重大疾病。首次性行为年龄和感染年龄都在前移，可能的原因是所受性教育程度及面临的风险不平衡，性教育缺乏者自身保护意识差，防"艾"知识缺乏，再加上如今网络交友的一些陷阱，致使艾滋病性传播人数增多。新型毒品的增多也使情况雪上加霜。

HIV 感染对于大学生的影响是致命的。首先从生命健康来讲，艾滋病潜伏期长达 7-10 年，许多 HIV 感染者毕业多年后才进入发病期，期间可能造成交叉感染，一旦发病，其危害难以逆转，因此从某些角度而言，艾滋病的确诊预示着年轻生命倒计时的开始。其次从生活质量来讲，大学生感染 HIV 后，对其身体、经济、心理及受教育权、就业权等的危害巨大，生活质量严重受影响，可能会剥夺大学生应有的朝气与活力。

八、面对艾滋病，大学生如何"自爱"？

校园和社会一墙之隔，提高防艾意识，加强健康性教育，从根源上杜绝艾滋病高危因素对于大学生来讲极其重要。简而言之，推荐 ABCD 原则：

（1）A 即 Abstinence（禁欲），未成年人不要发生性行为，青少年要尽可能延迟第一次性行为的时间。

（2）B 包含 Be Faithful（忠诚）、Be Responsible（负责任），如果有性伙伴，请将其唯一化，对另一半负责。

（3）C 包含 Concept（观念）、Condom（安全套）、Consulting and Testing（咨询和检测），始终有预防艾滋病的观念，性生活全程正确佩戴安全套，一旦出现不可控的高危行为，应及时就近向医院或疾控机构寻求帮助。

（4）D 则包括 Disease Treatment（疾病治疗）、Drug Post-exposure Prophylaxis（暴露后药物预防）、Drug Pre-exposure Prophylaxis（暴露前药物预防）、Drug Antiretroviral Therapy（抗病毒药物治疗），高危行为后可以及时服用 HIV 阻断药，如若不幸感染 HIV，长期坚持科学

抗病毒治疗也会有效控制病毒复制，延长生命。

除此之外，艾滋病自愿咨询检测（Human Immunodeficiency Virus Voluntary Counseling and Testing，HIV VCT）是一种高效的 HIV 预防干预措施，建议发生过高危行为的人员到医院或疾控机构进行 HIV 检测，同时可于医院或疾控机构进行快速、保密而又安全的咨询。

九、面对艾滋病，大学生如何"爱人"？

艾滋病患者多为社会的弱势群体，身心都遭受着疾病的折磨。因此在与艾滋病患者相处过程中，我们要做到以下几点。

（1）做到不惧怕：不怕与 HIV 感染者和艾滋病患者一起工作、进食，共用书籍、文具，同游泳、同沐浴等，空气与水并不传播 HIV。

（2）做到不鄙视、不拒绝：不拒绝为患者及其家属提供社会服务，也不应限制患者及其家属的行动自由。

（3）做到不伤害：不蓄意辱骂患者及其家属，不殴打患者及其家属，不故意破坏患者及其家属的财产和生活用具等。

（4）做到保密：不随意泄露艾滋病患者及 HIV 感染者的姓名、地址、工作单位及生活史，不将艾滋病患者和 HIV 感染者的病情、个人生活状态作为谈话资料，进行渲染、猜测或传播。

艾滋病只是一种疾病，而非洪水猛兽，不应该给患者打上不光彩的标签，尤其是对于母婴传播所致的幼年艾滋病患者，我们更应充分发挥人道主义精神，给予关注和爱护。

十、结语

从对艾滋病的第一次报道至今已有40多年，全球范围内仍缺乏根治HIV的特效药物，治疗手段还是以最大限度地持久地降低病毒载量，降低HIV相关疾病的发病率和死亡率为主要目标，因此艾滋病被视为不治之症，导致社会群体谈"艾"色变。近年来，青少年发病率有逐年增长态势，可见艾滋病离校园并不远。我国一位感染科专家曾公开表示，"在读书之前要知道什么叫艾滋病"，因此我们的大学生在汲取知识的同时，及早接受性健康教育，熟练掌握防"艾"知识，面对艾滋病方能从容"自爱"和"爱人"。

生命只有一次，既美丽又脆弱，愿每一位年轻人都懂得珍爱生命，每一天都精彩充实，青春永远灿烂！

（李定明　四川大学华西第二医院）

第七讲 精子的故事

第七讲　精子的故事

一、不同物种的精子

精子是指雄性生物的生殖细胞，并非动物独有，植物也有属于它们的精子，如藻菌植物、苔藓植物、蕨类植物及裸子植物中的苏铁目和银杏目，都具有带鞭毛而能游动的精子，因此精子分为植物精子和动物精子。精子最早由列文·虎克于1677年观察到。迄今为止研究的一千多种动物精子中，大部分都呈蝌蚪状，即典型精子，其头部近圆柱形（各种动物有所不同），尾部细长如鞭毛，而非典型精子形态各异，往往缺乏鞭毛。现存世界最大的动物是蓝鲸，但其精子长度仅约$41\mu m$；世界最长的精子来自小小的果蝇，其精子长度约5.8cm，约是自己身体长度的20倍；陆地上体型最大的动物大象，其精子长度仅约$55\mu m$，不足老鼠精子长度（约$124\mu m$）的一半；而人的精子长度也仅约$60\mu m$。自然界中大多数动物的精子长度和体型成反比，体型越大的生物，精子长度往往越小。

二、精子的来源

谈及精子的来源，首先便要提及男性生殖系统。男性生殖系统由睾丸、附睾、输精管、射精管、尿道、前列腺、精囊、尿道球腺、阴茎、阴囊组成。其中附睾、输精管、射精管、尿道在精子成熟及运输过程中发挥重要作用，为精子运输的管道；作为附属性腺的前列腺、精囊、尿道球腺，通过分泌腺液参与精浆的组成，构成输送精子的必需介质，并为精子提供能量和营养物质。睾丸为男性生殖腺，是产生精子和性激素的器官，为整个生殖系统的核心器官。睾丸由200－300个睾丸小叶组成，而每个睾丸小叶又是由1-4条细长而弯曲的曲细精管构成，其直径约150-250μm，长约30-70cm，最长可达150cm。每个睾丸约含有400-600条曲细精管，如将睾丸的曲细精管连在一起，总长度可达260m，精子便来源于这迂曲绵长的曲细精管。青春期，睾丸体积逐渐增大。曲细精管中Sertoli细胞和生精细胞组分的变化对于睾丸体积变化起主导作用，青春期前Sertoli细胞占据主导作用，具有精子保护和营养作用的Sertoli细胞为后续精子的出现提供了"土壤"。青春期，生精细胞的增殖变为主导睾丸体积变化的原因，在这一时期，精子逐步发育成熟。

精子的发育过程复杂而又精密。精子整个发育成熟的周期约为3个月。首先是精原细胞增殖分裂期，该阶段持续16天左右，精原细胞以有丝分裂的形式增殖，形成初级精母细胞，其后便进入为期约24天的第一次减数分裂期，最终每个初级精母细胞分裂为两个次级精母细胞，紧接着，次级精母细胞又经历了为期几个小时的第二次减数分裂期，形成遗传物质减半的精子细胞。在上述细胞分裂的同时，精子细胞已逐渐移动接近曲细精管管腔位置。需要注意的是，精子细胞并非精子，精子细胞要成为精子，还需要经过约24天的"洗礼"，在这一过程中其形态发生巨大转变，具体如下：首先，精子细胞染色质浓缩，移至一侧构成头部，其后高尔基复合体形成顶体泡，成为前顶体，随后中心粒移至核尾侧并发出轴丝，线粒体逐渐汇聚于轴丝近段周围，形成线粒体鞘，最后精子细胞的多余胞质脱落，蜕变成我们熟知的蝌蚪状精子。到此阶段，精子已进入曲细精管管腔，但整个成熟过程并未结束，精子还需沿曲细精管进入附睾，在附睾头停留14-21天后最终发育成具有运动和受精能力的成熟精子。到此约3个月的时间，在这一系列增殖、蜕变、成熟的过程中，任何一个环节出现问题都可能导致生精阻滞、精子形态异常、精子活力异常等病变，给男性生育力造成致命打击。

发育完整的精子通常由两部分组成，即精子头部及精子尾部。其中精子头部由高度浓缩的细胞核和顶体组成，细胞核内含遗传物质，为遗传信息的携带者，而顶体内含有多种酶，如顶体蛋白酶、透明质酸酶、碱性磷酸酶等，与精子穿越放射冠、透明带和卵细胞密切相关。精子尾部呈鞭毛状，可分为颈段、中段、主段及末段，其中颈段短小，为精子头和尾的连接部位，故又称连接段，内含中心粒，尾部的微管由此长出、延伸，带动了精子的拉长；中段由轴丝、外周致密纤维、线粒体鞘和细胞膜组成，线粒体鞘为精子运动供能；尾部最长部分为主段，此段无线粒体鞘，而是由纤维鞘包绕，调控精子尾部摆动的平面，此外还与精子的能量产生有关；最后的末段由轴丝构成。

由此我们可以看出，从精原细胞到成熟的精子，约需要 3 个月。在固定周期的情况下，为何精子的形成并不是呈脉冲式释放，而是连续释放呢？这是因为精原细胞是随机启动进入有丝分裂的，尽管精子成熟的周期一定，但因其进入精子发生的时间被错开，从而实现了精子的连续释放。因此，同一时间在曲细精管纵轴的不同部位，我们便会观察到相同细胞组合的情况，可称其为精子发生波。

三、精子是"运动健将"

人类生命的起点，有赖于精子的勇往直前，精卵结合的罗曼蒂克史的谱写需要上亿精子大军跋山涉水的漫漫征途，而仅有最优秀者才能获得与卵子结合的资格。在这一路征途中，精子的运动能力起到了决定作用。为了抓住宝贵的受精机会，每个健康的精子都是"运动健将"，精子平均运动速度约为 $35\mu m/s$。由此可见，精子是名副其实的"游泳健将"，但精子遇到卵子约需游 15cm，相当于人类游 5000m，而不是那区区的 200m。

既然精子是"游泳健将"，那精子的"泳姿"如何呢？大部分人可能认为精子形似蝌蚪，所以精子如小蝌蚪一样游动，其实几百年来，科学家也是被 2D 显微镜下视野给欺骗了，因为在 2D 显微镜下观测时只能看到一个平面的信息，这种平面会给予观测者一种对称错觉。直到 2020 年，有学者使用 3D 显微镜和数学技术，率先重建了精子尾部的 3D 真实运动，发现精子的尾巴实际上是摆动的，并且只朝一侧摆动。因此，人类精子其实像海獭一样旋转式游动，其头部往一侧摆动旋转，与此同时鞭毛也会跟着旋转，呈现一种旋进过程。鞭毛是精子的运动基石，核心由微管蛋白组成，同时还有数以万计的微型分子马达，即动力蛋白，精子通过在时间与空间上的精确调控使鞭毛轴丝特定区域内的微管之间产生相对滑动，从而使鞭毛产生对称性或非对称性的摆动，进而推动精子进行直线性运动（激活态运动）或环状轨迹运动（超活化运动）。2021 年，有学者通过冷冻电镜的观察，发现甘氨酸修饰调控动力蛋白臂上的分子马达，调控精子的直线运动，是确保精子鞭毛以正确节奏运动的关键。

四、精子的使命

精子最大的使命便是将携带的遗传信息传递给后代。在经过 1 次有丝分裂和 2 次减数分裂后，健康的精子所携带的单倍体遗传物质在与卵子结合形成受精卵后恰好变为 44＋XX 或 44＋XY，新的生命便由此萌发。在生长发育过程中，遗传信息的表达受多种因素调控，小 RNA 便是其中之一。小 RNA 虽然不包含遗传信息，却能指导基因表达，介导表观遗传,诸如 miRNA 和 tRNA 可以影响后代的表型。健康成熟的精子对于后代的生长发育极其重要。在医疗方面,化疗药物会影响精子的受精能力,麻醉气体、抗抑郁药物如帕罗西汀也会影响男性生殖功能,重金属、某些化学物质也是男性生育力杀手,因此有生育需求的男性在备孕前若存在以上情况,需于专科门诊就医指导。此外,有证据表明,受孕前父母饮食和生活方式关乎后代健康,父母吸烟、酗酒、过多摄入咖啡因、肥胖和营养不良等因素,在胎儿的发育过程中,可能导致胎儿基因水平、细胞水平、代谢水平和整体生理方面发生变化。这些变化会对后代产生持久影响,并增加后代患心血管疾病、代谢疾病、免疫疾病和神经系统疾病的终生风险。

五、全球精子质量下降

中国人口协会"中国不孕不育现状调查"结果显示,不孕不育人口数量逐年提升,我国不孕不育病因中,30%－40%由男性因素引起,40%由女性因素引起,20%－30%由男女双方因素共同引起。美国环境与生殖流行病学家 Shanna Swan 团队对 1973—2011 年间发表的关于北美、欧洲、澳大利亚、新西兰男性精液参数研究的相关文章进行 Meta 分析,发现在这期间,精子浓度以每年 1.4% 的速度下降,精子总数以 1.6% 的速度下降,且最新的研究数据发现该下降速度还在增快。造成目前状况的原因很多,环境因素的改变,睡眠、久坐等生活习惯的影响和年龄,都是造成精子质量下降的重要原因。Shanna Swan 教授甚至预言,如果下降趋势持续下去,到 2045 年,男性或将"绝精"。"绝精"一词或许过于严重,但多年后男性精液质量相较于今天仍然可能面临下降的趋势。近年来,随着男性生育力保存技术的快速发展,我们鼓励年轻男性在精液质量下降前为自己储存精子，尤其对于肿瘤患者、患影响生育力的自身免疫疾病者、高危职业人群及具有延迟生育需求者，"自精保存"以保障生育迫在眉睫。

二十世纪六十年代美国首创精子库，其后许多国家相继建立人类精子库，在其帮助下出生的孩子已达到数十万，美国是目前世界上最大的精子出口国。人类精子出口大国除了美国，就属丹麦了，目前世界上最大的精子库——CRYOS精子库就位于丹麦，其成立于1987年，目前库存约13万份精子样本。由于国家政策原因，丹麦精子库允许捐精者选择不同的模式，可以匿名或不匿名。用户也可自行选择孩子爸爸的人种、瞳孔颜色、样貌匹配度等。

我国首个人类精子库于1981年在湖南建立。包括位于四川大学华西第二医院的四川省人类精子库在内，目前全国共有精子库29个，其中北京、上海、河南分别设有两个精子库。

目前精子库技术包含常规精液冻存技术、显微取精联合单精子冷冻技术、稀少精子冻存技术及睾丸/附睾精子冻存技术等。现如今，精子冻存技术依然在飞速发展，使用冻存20余年的精子受孕产子的报道越来越多。2019年发表于 *Science* 的一篇文章发现，将冻存的青春期前恒河猴睾丸自体移植到阉割后的青春期恒河猴的背部皮肤或阴囊皮肤下，最终产生成熟精子和睾酮，且使用该精子顺利产下后代。对于青春期前患有肿瘤、自身免疫疾病等的患者，在进行放化疗等对于男性生育力会造成严重破坏的治疗前，该技术为其保存生育力提供了技术支持，扩大了生育力保护对象范围。

（李福平　四川大学华西第二医院）

第八讲 从卵子到受精卵和胚胎发育

第八讲 从卵子到受精卵和胚胎发育

一、人类生命的起点

众所周知,生命的起点是一个细胞。无论是血液细胞、脑细胞还是肝细胞,都可以追溯到同一个源头,即受精卵。在自然界,精子和卵子结合产生受精卵,标志着新生命的起点形成。受精卵分裂形成新细胞,新细胞继续分裂并逐渐分化,即产生具有特异性功能的组织器官,这一精密过程既是大自然的创造力展现,也是医学科学的研究对象。

(一)卵子的产生

1. 卵子的起源

原始生殖细胞是一种具有多向分化潜能的干细胞,是生殖细胞的前体。人类原始生殖细胞来源于卵黄囊尾侧的内胚层细胞,在胚胎第4-6周时开始进入生殖腺,到达卵巢后开始分化,形成卵原细胞。在胚胎第15-20周,卵原细胞开始进入减数分裂,形成卵母细胞,启动卵子的产生过程。卵巢中只有5%的卵原细胞可以发育成卵母细胞,其余绝大多数都走向退化。

2. 卵母细胞减数分裂

卵母细胞减数分裂包括第一次减数分裂和第二次减数分裂,二者又各自分为前期、中期、后期、末期四期。第一次减数分裂前期Ⅰ主要包括细线期、偶线期、粗线期、双线期及终变期。其中,细线期的染色质凝集,染色质纤维逐渐折叠、螺旋化,变粗变短,此时联会复合体的侧轴开始形成。进入偶线期后,染色质进一步凝集,同源染色体开始配对,并发生区段联会。同源染色体配对完成,标志着粗线期的开始,此时染色体进一步浓缩变粗,联会复合体组装完成,同源染色体紧密结

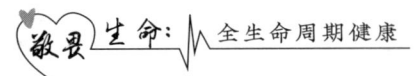

合,非姐妹染色单体之间进行遗传物质的交换和重组,是物种遗传多样性的基础。双线期,紧密配对的同源染色体开始分开,联会复合体开始解聚并逐渐消失,染色质去凝集,大多数卵母细胞阻滞于该期。此时卵母细胞核较大,称为生发泡,但卵母细胞所在的卵泡并未停止发育。在促性腺激素的作用下,卵母细胞开始恢复第一次减数分裂。终变期是减数分裂前期Ⅰ的最后一个阶段,此期染色质又被包装压缩成染色体,最后同源染色体靠连接处的交叉结合在一起,姐妹染色单体通过着丝粒连接在一起,核仁、核膜消失,纺锤体开始形成。中期Ⅰ同源染色体着丝点对称排列在赤道板两侧,纺锤体形成,生发泡破裂。后期Ⅰ两条同源染色体彼此分开,在纺锤丝的牵引下,分别向两极移动,非同源染色体自由组合。末期Ⅰ染色体解旋伸展,核仁重新形成,核膜重建,同时初级卵母细胞分裂为一个次级卵母细胞和第一极体,标志着卵核成熟。

卵母细胞很快进入第二次减数分裂,该过程与有丝分裂相似,姐妹染色单体通过着丝粒与纺锤丝连结,排列形成赤道板,卵母细胞再次停滞于第二次减数分裂中期Ⅱ。受精后,卵母细胞激活,恢复第二次减数分裂,姐妹染色单体彼此分离,分别移向纺锤体的两极,最后形成一个卵细胞和第二极体。如果不受精,处于第二次减数分裂中期Ⅱ的卵母细胞发生老化,最终走向退化凋亡。

3. 卵泡的发育

卵泡是卵巢的基本结构和功能单位,由一个卵母细胞及包围在其周围的颗粒细胞和卵泡膜细胞组成。一个成熟的卵泡是由原始卵泡启动后经历初级卵泡、次级卵泡和三级卵泡发育而来,这一过程称为卵泡发育。根据是否出现卵泡腔,卵泡分为窦前卵泡和窦卵泡。

原始卵泡由一个停滞于减数分裂双线期的初级卵母细胞和包围在其周围的单层扁平的颗粒细胞组成。原始卵泡最早在胎龄 16 周的卵巢中出现，胎龄 20 周达到高峰，有 600 万－700 万个，出生时下降至 100 万个左右，到青春期为 20 万－30 万个，35 岁以后不到 10 万个，绝经开始时约 1000 个，女性一生中排卵 400－500 个。在原始卵泡库建立之后，大部分卵泡处于休眠状态，将面临三种命运：①保持休眠；②从休眠状态直接死亡；③极少部分被激活，进入始动募集，形成初级卵泡。

在初级卵泡阶段，卵母细胞体积逐渐增大，颗粒细胞由扁平状变为立方形或柱状，同时卵母细胞和颗粒细胞间形成透明带，透明带对保护卵子、精卵识别及精卵特异性结合、维持胚胎发育的微环境稳定具有重要意义。此外，卵母细胞和颗粒细胞间会形成间隙连接，间隙连接蛋白促进卵母细胞与颗粒细胞的分子对话，这对于卵母细胞发育是必需的。

随着初级卵泡继续发育为次级卵泡，卵母细胞体积增大，颗粒细胞由单层立方上皮变为复层柱状上皮，同时出现一层基膜、一层内膜和一层外膜。次级卵泡进一步发育形成三级卵泡（即窦卵泡），在这个时期，卵泡腔开始形成，腔内充满卵泡液。卵泡腔的出现与卵泡的发育程度相关，并且卵泡腔的大小与卵泡的大小成正相关。因此，卵泡腔的有无和大小可以作为卵泡发育程度的评定指标。三级卵泡进一步发育形成成熟卵泡。人类生长卵泡一般经 12－14 天发育为成熟卵泡。在排卵前 36－48 小时，初级卵母细胞恢复并完成第一次减数分裂形成次级卵母细胞，次级卵母细胞迅速进入第二次减数分裂，并停滞在中期，等到受精后才能完成第二次减数分裂。

（二）卵子受精过程

十九世纪七十年代，Hertwig 在低等动物中发现了精子进入卵子后雌雄原核融合的现象，Fol 随后发现了精子穿入卵子的过程，这是人类首次观察到受精现象。受精是精卵结合形成合子的过程，作为有性生殖的关键环节,其标志着新生命的开始。受精包括一系列严格有序的生理过程:精卵特异性识别、精子穿过卵子透明带、精卵融合、卵子激活、合子形成。

1. 精卵特异性识别

精子膜表面与卵子透明带表面都有特殊的相互识别装置,精卵特异性识别是受精过程的开始,也是保证种族特异性的关键。精卵特异性识别主要分为两步:第一步是精子附着在卵子表面,称为附着;第二步是精子与卵子透明带结合,该过程是通过精子表面的配体和卵子透明带上的受体结合实现的。研究发现,卵子透明带上的糖蛋白 ZP3 是精子识别卵子及与卵子结合的重要部位,被普遍认为是精子的初级受体。而对于精子表面配体的研究则发现多个候选蛋白:SP56、P95、透明带黏附蛋白(Zonadhesin)及 SED1。

2. 精子穿过卵子透明带

精卵特异性识别后,要完成进一步结合,需要经历复杂的相互作用。首先,精子在女性生殖道需经历一个活化过程,称为获能。精子获能后,精子膜不稳定性增大,去除了抑制顶体反应的因子,精子就开始顶体反应。精子顶体是一个膜结合的帽子结构,覆盖于精子核的前面。顶体反应发生在卵子透明带表面,主要包括顶体受体的激活、顶体外膜与精子质膜融合、顶体中水解酶的释放、卵子透明带的水解,最终使精子得以穿过卵子透明带,精子质膜与卵子质膜融合。一般认为,顶体反应非常迅速,通常在精子附着于卵子透明带后 5-10 分钟内完成。

3. 精卵融合

精卵融合是受精过程的关键环节,不仅完成了单倍体配子向双倍体受精卵的转变,还启动了一系列与合子形成、胚胎发育相关的细胞学事件。细胞膜融合是生命活动的基本方式之一,它使两个分开的脂膜融合成一个单一、连续的细胞双层脂膜。当精子接触卵子的微绒毛顶端时，卵子周围的微绒毛迅速伸长并聚集到精子上，把精子牢牢抓住，随后在精子赤道区开始质膜融合，在融合的同时，卵子胞质伸出舌样突起覆盖于精子头部上方，然后以吞噬的方式将精子全部包入卵子胞质内，二者融为一体。目前，已在卵子表面鉴定出多种精卵融合相关蛋白，主要包括四跨膜蛋白超家族（如 CD9 和 CD81）、糖基磷脂酰肌醇锚定蛋白及整合素。受精前存在于卵子细胞膜下皮质层的分泌小泡，称为皮质颗粒。精卵融合一旦完成，随即发生皮质颗粒反应，即皮质颗粒膜与卵质膜在精子头部与卵子相结合的位点发生融合，卵膜下的皮质颗粒内容物向卵周间隙释放并迅速扩展到整个卵膜表面，然后诱发透明带反应，导致精子受体失活和透明带硬化，有效阻滞多精受精，也为合子和卵裂阶段的胚胎提供一个保护层。

4. 卵子激活

在受精过程中，精子刺激卵子发生一系列生理生化变化，从而启动胚胎发育的过程称为卵子激活。卵子激活过程中主要的生理生化变化包括：

(1) 质膜去极化，阻止多精受精。

(2) 卵胞质 pH 值升高，促进 DNA 复制和转录，增强蛋白质合成和糖原利用，促使精核染色质去浓缩和原核形成。

(3) 发生钙震荡和钙波，诱导卵子恢复细胞周期和形成原核。

(4) DNA 复制与基因表达。

5. 合子形成

合子形成是单倍体的精子和卵子之间相互识别与结合、融合而形成双倍体合子的过程，标志着受精过程的结束，同时又是个体发育的起点。受精后，随着精卵质膜的融合，雌雄原核相继形成，然后在精子星体的牵引作用下迁移、靠近，之后核膜消失，雌雄原核融合，双方染色体排列在赤道板上，为第一次有丝分裂做好准备。

二、早期胚胎

（一）早期胚胎发育

当受精卵在输卵管中段时，胚胎发育就开始了。随着体外受精－胚胎移植技术的进展，受精卵的早期发育过程被观察到。人类早期胚胎发育主要包括以下几个阶段：

（1）受精卵在受精后第 1－3 天，从分裂成为 2 个细胞时，启动第一次有丝分裂，后继续分裂，细胞数量不断增加，形成卵裂期胚胎。

（2）受精后第 4 天左右，形成桑葚胚，即由 32 个全能性细胞排列紧密构成类似桑葚的细胞团。

（3）受精后第 5－7 天，则形成囊胚，其内细胞团将发育成胎儿各组织，而滋养层细胞将发育成胎膜和胎盘。

（二）胚胎冷冻

胚胎冷冻是保存生育功能的最成熟方法，指将通过体外受精－胚胎移植技术得到的胚胎，存置于－196℃的液氮环境中，使之得到长时间保存。如果这个周期治疗失败，可以在以后解冻这些胚胎并进行移植。1972 年，Whittingham、Leibo 和 Mazur 合作，使用 1.5mol/L 的二甲亚砜作为冷冻保护剂，采用每分钟降低 0.3℃ 的速度缓慢降温到－80℃的方法冷冻小鼠胚胎，放入液氮中保存，复苏后移植获得了存活小鼠，这是首次哺乳动物胚胎冷冻后获得存活的后代。到 1983 年，Trounson 和 Mohry 采用二甲亚砜作为冷冻保护剂成功冷冻复苏了一枚 8 细胞的人类胚胎,且移植后获得妊娠。现在广泛采用的人胚胎玻璃化冷冻方案已经比较成熟:采用二甲亚砜作为渗透性冷冻保护剂,蔗糖作为非渗透性冷冻保护剂,用液氮保存冷冻胚胎。冷冻胚胎的适应证包括:

(1) 体外受精治疗周期中胚胎移植后剩余可以利用的胚胎。

(2) 本治疗周期中若母体因子宫环境不适合妊娠(例如发生严重卵巢过度刺激征或子宫内膜不佳等),也可先冷冻保存胚胎,暂缓植入,待适当的时机再解冻。

(3) 本治疗周期中母体有发热、腹泻等全身性疾病而不能移植。

(4) 对于有可能丧失卵巢功能的患者(例如要接受化疗、放疗或卵巢切除手术等),有配偶者可选择冷冻胚胎来保存其生育力。

三、结语

母亲在她胎儿时期就埋藏了生命的种子,经过青春期的发育,无数个周期的选择,有一个成熟的卵子成功受精;一个精子从数以亿计的"同伴"中成功杀出重围,跋涉而来,赢得了胜利的相遇。在我们每个人生命的起点,有一场盛大的烟花作为庆贺。这个复杂的过程中,我们再一次感受到了生命的来之不易,在这场烟花的背后是一段神奇的旅程。所以,我们每个人能够来到这个世界上都是一种奇迹,我们应该尊重这样一个奇妙的、宏伟的孕育过程,其每时每刻提醒着,我们是珍贵的。热爱自己的生活是对生命的最佳诠释。

(沈英 四川大学华西第二医院)

第九讲 生命繁衍的法则与伦理：优生与优育

第九讲　生命繁衍的法则与伦理：优生与优育

一、从人类遗传学看生命的繁衍

2022年诺贝尔生理学或医学奖被单独授予瑞典生物学家、进化遗传学家 Svante Pääbo，以表彰他在"关于已灭绝人类基因组和人类进化的发现"方面的贡献。他的发现对理解人类演化的历史和现代人群的遗传多样性具有革命性意义。人类遗传学是要解决人为什么生病，为什么有各种各样的特征，为什么人群和人群不一样，为什么个体和个体不一样，它的遗传学背景究竟是什么等问题，这对于人类社会发展具有重大意义。

（一）遗传学的发展史

遗传学是生物学的一个分支学科，主要研究基因的结构、功能及其变异、传递和表达规律。孟德尔是现代遗传学的奠基人，他在 1866 年正式发表了豌豆杂交实验报告，提出遗传定律，即遗传因子分离律和遗传因子自由组合律，指出遗传因子是遗传的基本单位。但是，这一伟大发现一直被埋没在废纸堆里 30 多年，直到 1900 年，de Vris、Correns 和 Tschermak 几乎同时重新发现了孟德尔遗传定律，使孟德尔的学说重见天日，并建立了遗传学这门学科。1903 年，Sutton 和 Boveri 都发现孟德尔遗传因子的行为跟生殖细胞形成和受精过程中的行为完全平行，于是提出遗传因子就在染色体上。这是染色体遗传学说。1902—1909 年，Bateson 先后提出遗传学等概念。1909 年，Johannsen 将遗传因子改称为基因（Gene），并且提出了基因型（Genotype）和表型（Phenotype）的概念。此时遗传学的雏形已形成，孟德尔遗传定律的广泛适用性已得到认可。

接下来,遗传学的发展大致经历了三个时期。

第一个时期是细胞遗传学时期(1910—1940年)。这一时期比较突出的成果是Morgan发现了连锁、交换及不分离定律,并证实了基因在染色体上呈直线排列,发展了染色体遗传学说,并提出基因学说,发表《基因论》。

第二个时期是微生物遗传学时期(1941—1952年)。这一时期遗传学研究突飞猛进,研究对象从真核转到原核,深入研究了基因的精细结构和生化功能等。重大成果之一是1941年Beadle和Tatum提出的"一个基因一种酶"假说,暗示了基因的作用是指导蛋白质分子的最后构型,从而决定其特异性。1944年,Avery、MacLeod和McCarty等科学家通过肺炎链球菌实验证明遗传物质是DNA,不是蛋白质。

第三个时期是分子遗传学时期(1953年至今)。这一时期始于DNA双螺旋模型的建立。1953年,Watson和Crick发现DNA双螺旋结构。1958年,Crick提出中心法则,即遗传信息可以从DNA到DNA,也可以从DNA到RNA,进而到蛋白质。1961年,Crick等正式提出遗传三联密码的推测。1961年,Nirenberg和Matthaei利用体外无细胞体系中合成蛋白质的方法,成功破译了第一个遗传密码。1965年,Khorana确定三联密码为氨基酸的遗传密码,并破译了全部遗传密码,于1968年和Nirenberg及Holley共同获得了诺贝尔生理学或医学奖。1961年,Jacob和Monod建立乳糖操纵子模型,阐明了微生物基因表达问题。二十世纪六十年代,科学家先后阐明了mRNA、tRNA、核糖体的功能及蛋白质生物合成的过程。1967年,Weiss等发现DNA连接酶。1968年,Arber等发现核酸限制性内切酶。1970年,Temin和Baltimore发现了反转录酶,进一步完善了"中心法则",并在1975年获得诺贝尔生理学或医学奖。1973年,Cohen和Boyer合作,成功获得重组质粒并将其导入大肠杆菌,且使其复制与表达,标志着重组技术的建立。1977 年,Sanger 发明了 DNA 测序方法(Sanger 测序)。1984 年,Mullis 发明了聚合酶链反应(PCR),于 1993 年获得了诺贝尔化学奖。1990 年,美国发起了为期 15 年的人类基因组计划(HGP),参与国家有美国、英国、法国、德国、日本、中国。2000 年,人类基因组工作草图绘制完成。2003 年,六国科学家完成了人类基因组序列图的绘制,发现了约 30 亿对核苷酸与 2 万－2.5 万个蛋白质编码基因。1997 年,动物体细胞克隆技术诞生,成功克隆了成年动物多莉羊。

至今,遗传学已发展出 30 多个分支,如细胞遗传学、数量遗传学、发育遗传学、进化遗传学、群体遗传学、医学遗传学等。

(二)从演化看遗传学与人类健康、疾病的相关性

人类在遗传学中获得的每一个新成就都为后来研究人类疾病的发生发展奠定了坚实的基础。基因是具有某种功能的 DNA 序列,是遗传信息的载体。从一个细胞发育成为复杂的人体,每一步都需要精微的调控,而基因正是这些调控信号的发出者。

在不同社会环境中,人类的基因会因适应不同环境而经历不同的选择过程,进而发生变化。但基因的变化速度与环境的更迭速度相比非常缓慢,所以现在人类生活在一个与自然选择出的基因不同步的环境中。也就是说,人类的基因仍是适应以前的环境,而当今环境的不适应性导致了很多健康问题。例如,现在社会的肥胖和糖尿病已经成为严重的健康问题,这也与基因演化密切相关。人类祖先需要在野外寻找食物,为了适应食物稀缺的生存环境,体内很多基因发生突变,使得人类即使仅摄入少量食物,也可以将所获能量尽可能地积攒下来,以备不时之需。这种与食物储备相关的基因称为"节俭基因"。而在营养过剩的现代社会,这些"节俭基因"则表现出极大的有害性,增加了肥胖和糖尿病的风险。此外,高血压也是人类基因无法适应环境造成的健康问题。古代交通不便,海边的人才容易获取食盐,而且古代没有冰箱,人们使用食盐腌制的方法长期保存食物。因此,我们从缺盐的祖先那里继承了耐低盐且喜欢吃咸味食物的基因。但现代社会盐容易获取,目前世界上约有几亿人深受高盐摄入造成的高血压之苦。又如,以前船员容易患坏血病,这是由于缺乏维生素C。我们祖先有足够的维生素C摄入,并不需要自身合成,久而久之控制维生素C合成的基因 *GLO* 便丢失了,演变为假基因。因此,远航船员会因长期无法食用富含维生素C的新鲜果蔬而发生坏血病。缺铁性贫血几乎影响到世界上所有人口,最主要的发病人群是妊娠期妇女和儿童。这是因为原始人不会用火,连毛带血地生吃禽兽,可摄入丰富的铁,而当今饮食结构发生了巨大变化,缺乏铁的谷类成为主食,由此造成贫血的多发。因此,正如伦道夫·M.尼斯和乔治·C.威廉斯合著的《我们为什么生病:达尔文医学的新观念》一书中所阐述的,为何经过多年演化和自然选择,我们依旧不完美?因为基因演化不会趋向所谓的强大或完美的方向,而是一个随机且不断适应环境的过程。

(三) 从遗传学看疾病的发生——医学遗传学

遗传病是指由遗传物质发生改变而引起的或者受其影响的疾病。遗传病总数约占人类疾病总数的1/4,其中很多属于常见病和多发病。遗传物质改变主要指基因突变和染色体变异。这里我们主要介绍基因突变导致的遗传病,主要分为单基因病和多基因病。多基因病,顾名思义,是由多个基因突变累加作用引起的疾病,因此,同样的病,不同的人可能由于涉及的基因数目不同,其严重程度、复发风险均有明显的不同,且表现出家族聚集现象，如唇裂就有轻重之分，有些人甚至出现腭裂。值得注意的是，多基因病除了和遗传因素相关，环境因素的影响也相当大，因此这类疾病通常为复杂疾病。很多常见病如哮喘、唇裂、精神分裂、先天性心脏病等均为多基因病。多基因病的病因研究十分复杂，第一，要使这些疾病或性状数量化；第二，利用现代生物学技术筛选出与数量化的多基因病的形成与发展相关的基因；第三，需要明确哪些基因是疾病发生的"关键"基因或主基因，哪些是不太"重要"的基因；第四，探究这些基因在疾病发生发展中的作用，以及基因与基因之间、基因与环境之间相互作用的网络结构，从而揭示多基因病的发生机制。目前，对遗传病所能进行的治疗是在早期诊断的前提下，通过控制环境条件（如饮食成分等），调节代谢过程，防止症状的出现，称为"环境工程"。目前能应用于环境工程的治疗包括饮食控制疗法、药物疗法、手术治疗、酶的补充和对症疗法等。

单基因病指存在于生殖细胞或受精卵中的突变基因，按一定方式在上下代之间进行传递，其所携带的突变的遗传信息经过表达引起的具有一定异常性状的疾病。单基因病的发生主要受一对等位基因控制，其传递方式遵循孟德尔遗传规律。根据单基因病致病基因所在染色体及基因性质的不同，可将单基因病分为三种遗传方式：①常染色体遗传，包括常染色体显性遗传和常染色体隐性遗传；②X连锁遗传，包括X连锁显性遗传和X连锁隐性遗传；③Y连锁遗传。

亨廷顿病（Huntington Disease，HD），又称亨廷顿舞蹈症，是一种典型的常染色体显性遗传病。该病由美国医学家Huntington于1872年发现，因而得名。1993年，南希团队分离出了 *Huntington* 基因序列，这是利用遗传连锁分析方法发现的第一个与人类遗传病相关的基因。亨廷顿病是由于 *Huntington* 基因5′端（CAG)$_n$发生了动态突变，进而产生了变异的蛋白质，该蛋白质在细胞内逐渐聚集在一起，形成大的分子团，在脑中积聚，形成核内包涵体，最终导致神经元变性，引起死亡。一般患者在中年发病，表现为舞蹈样动作，随着病情进展逐渐丧失说话、行动、思考和吞咽的能力，病情一般会持续发展 10－20 年，并最终导致患者死亡。

此外，迟发性成骨发育不全、常染色体显性遗传多囊肾病、短指（趾）症、强直性肌营养不良都是常见的常染色体显性遗传病。常染色体显性遗传病男女患病机会均等；患者的双亲中至少有一方为患者，但大多数为杂合子，患者的同胞中约有 1/2 的可能性也为患者；疾病呈连续传递，通常连续几代都可以看到患者。

苯丙酮尿症（PKU）是由苯丙氨酸代谢途径中酶缺陷所致的较为常见的常染色体隐性遗传病。1934 年，Folling 等在患者尿液中发现大量苯丙酮酸，因此该病被命名为苯丙酮尿症。其发病机制为苯丙氨酸代谢途径中的酶缺陷，使得苯丙氨酸不能转变为酪氨酸，导致苯丙氨酸及其酮酸蓄积，并从尿液中大量排出。主要临床特征为智力低下、精神神经症状、湿疹、脑电图异常、皮肤抓痕征及色素脱失和鼠气味等。如果能得到早期诊断和早期治疗，则前述临床表现可不发生，智力正常，脑电图异常也可得到恢复。1983 年，Woo 等克隆了定位于 12 号染色体的苯丙氨酸羟化酶基因 PAH，为苯丙酮尿症基因诊断和产前诊断奠定了分子基础。现在全世界范围内已发现了 1000 多种 PAH 基因突变类型，且在不同地区和种族中 PAH 基因的突变位点及其分布有较大的差异。

常染色体隐性遗传病男女患病机会均等；患者双亲往往无病，但都是隐性致病基因的携带者；患者同胞中 1/4 会患病，正常同胞中有 2/3 的可能为隐性致病基因的携带者；患者子女一般不发病，系谱中看不到连代传递现象，病例往往是散发的；近亲婚配时，后代隐性遗传病发病概率比随机婚配者明显高。

地中海贫血是世界上最常见的人类单基因遗传性血液病，也属于常染色体隐性遗传病，其分子特征是珠蛋白基因缺失或突变，导致珠蛋白合成障碍，致使组成血红蛋白的珠蛋白链比例失衡，从而引起红细胞损伤和溶血的贫血性疾病。根据受累珠蛋白基因的不同，地中海贫血分为α－地中海贫血，即α－珠蛋白基因表达缺乏和减少，以及β－地中海贫血，即β－珠蛋白基因表达缺乏和减少。人类α－珠蛋白基因（*HBA*）位于16号染色体，每条染色体上有两个基因座（HBA1和HBA2），正常基因型为αα/αα，若缺失一个，称为静止型α－地中海贫血，基因型为αα/＿＿α，无临床表现，亦可无阳性血液学表型；若缺失两个，称为标准型α－地中海贫血，基因型为αα/＿＿或＿＿α/＿＿α，临床上无贫血症状，但血液学检查可呈现平均红细胞体积和平均红细胞血红蛋白降低；若缺失三个，则产生HbH病，基因型为＿＿α/＿＿，临床表现出中间型地中海贫血的症状，伴有肝脾大及轻度黄疸，实验室检查示血红蛋白多在70－100g/L，贫血呈明显小细胞低色素性，靶形红细胞、点彩红细胞和破碎红细胞多见，网织红细胞轻度升高，煌焦油蓝孵育后红细胞内出现大量H包涵体；若四个均缺失，基因型为＿＿/＿＿，无α链生成，该型是所有珠蛋白合成障碍性贫血中病情最严重者，胎儿多在妊娠30－40周时宫内死亡，如非死胎，娩出婴儿呈发育不良、明显苍白、全身水肿伴腹水、心肺窘迫症状严重、肝脾显著增大，称为HbBart胎儿水肿综合征，患儿多在出生后数小时内因严重缺氧而死亡，实验室检查显示血红蛋白常在40－100g/L间变动，呈明显低色素性，血片中可见破碎红细胞及靶形细胞、有核红细胞、网织红细胞增多，血红蛋白电泳分析时HbBart可占80%－100%，有少量HbH。含α链的HbA、HbA2、HbF缺如。β－地中海贫血是由位于11号染色体上的

β-珠蛋白基因（HBB）突变所致。其分类与α-地中海贫血类似，也分为静止型、轻型、中间型和重型，其中静止型、轻型、中间型表现与α-地中海贫血相似，但重型较α-地中海贫血轻，患儿出生时表现正常，但随着血红蛋白合成由HbF向HbA转变，数月后逐渐出现贫血并进行性加重，患儿多在5岁左右死亡。地中海贫血在全球广为流行，但在热带和亚热带疟疾高发地区更为常见，这是为什么呢？

疟疾是一种传染病，是疟原虫以按蚊为传播媒介，在人体内寄生而导致人类产生一系列症状的疾病，严重的甚至可导致死亡。疟原虫进入人体后，分为红细胞外期和红细胞内期两个时期。其中红细胞外期指疟原虫进入人体后，首先感染肝脏，进入Kupffer细胞，经过5－40天发育成熟，胀破肝细胞逸出成千上万的裂殖子进入血液，进入血液的裂殖子部分被吞噬细胞吞噬杀灭；而红细胞内期指部分疟原虫侵入红细胞并在其内发育增殖，躲避免疫系统，再次进行核分裂，发育成熟后裂开，将更多的疟原虫扩散到血液中。疟原虫的裂殖子释放入血液中与红细胞表面的一种抗原分子结合而侵入红细胞，而地中海贫血患者基因突变导致红细胞的生命周期较正常变短，感染疟原虫的红细胞被提前销毁，那疟原虫未能按照进程繁殖就很快随着红细胞的销毁而被消灭。因此，具有特殊基因变异的地中海贫血患者，天生就对疟疾有更强的抵抗力。

抗维生素D佝偻病又称家族性低磷血症，是一种以低磷酸盐导致骨骼发育障碍为特征的遗传性骨病，属于X连锁显性遗传病。患者由于肾小管对磷酸盐再吸收障碍，血磷下降、尿磷增多，肠道对钙磷的吸收不良而影响骨质钙化，导致佝偻病。该病主要是位于X染色体上的 *PHEX* 基因突变所致。女性患者较多，但症状轻，多数只有血磷低下而无明显佝偻病骨骼变化；男性发病数少，但症状较严重，这可能是因为女性患者多为杂合子，其中正常X染色体的基因还发挥一定的作用。

X连锁显性遗传病人群中女性患者比男性患者多一倍，女性患者病情常较轻；患者的双亲中必有一名本病患者；配偶正常的男性患者的女儿全部为患者，儿子全部正常；配偶正常的女性患者（杂合子）的子女中各有1/2的可能性为本病患者；与常染色体显性遗传一致，在系谱中常可观察到连代传递的现象。

进行性肌营养不良又称假性肥大性肌营养不良，是神经肌肉系统最常见的X连锁隐性遗传病。患者多为男性，通常在4-5岁发病，主要临床特征是骨骼肌的进行性无力、萎缩和腓肠肌假性肥大及血清肌酶显著增高。进行性肌营养不良的致病基因为位于X染色体的进行性肌营养不良基因，是目前发现的人类最大的基因。迄今人们已发现进行性肌营养不良基因突变的类型有多种。该病预后不良，患者通常在20岁左右因呼吸衰竭和心力衰竭而亡。X连锁隐性遗传病男性患者远多于女性患者，系谱中的患者几乎都是男性；男性患者的双亲都无病，其致病基因来自携带者母亲；男性患者的兄弟、舅父、外甥、外孙等也可能是患者；如果女性是患者，其父亲一定也是患者，母亲一定是携带者。

Y连锁遗传，又名限雄遗传，指致病基因位于Y染色体上，并随着Y染色体而传递，特点是只有男性才出现症状。目前已知的Y连锁遗传的性状或遗传病较少，主要有H-Y抗原基因、外耳道多毛基因和睾丸决定因子基因等导致的疾病。

二、优生与优育，我们能做什么？

遗传病关乎每个家庭的生活质量，如果不对其加以有效防控，会降低国家整体的人口素质和阻碍经济发展。很早之前，人们就意识到了"优生学"。优生优育是指通过保健、咨询、教育等手段来帮助父母生出一个身心健康的孩子，并不是通过法律手段干扰遗传病患者或者残疾人婚育的自主权。通过向当事人提供遗传咨询服务等方式，帮助当事人就他们个人的婚育问题做出符合他们最佳利益的决定，从而使他们及其家庭获得幸福。

（一）一级预防：携带者筛查

一级预防指在孕前进行健康教育、婚前医学检查、孕前保健、遗传咨询、最佳生育年龄选择、叶酸增补、孕早期保健（包括合理营养、预防感染、谨慎用药、戒烟戒酒、避免接触放射线和有毒有害物质、避免接触高温环境）、携带者筛查＋胚胎植入前遗传学检测（PGT）等措施，是减少出生缺陷的最重要、最有效的预防。其中，携带者筛查尤其重要。携带者特指携带遗传病致病基因（如杂合状态），但直到检测时仍处于健康状态的个体。携带者筛查是指在妊娠前或者妊娠早期识别出携带有常染色体遗传病或 X 连锁隐性遗传病相关基因突变的健康个体。这些被称为携带者的个体自身通常无明显表型，但在夫妻双方携带有同样致病基因变异的情形下，存在生育患病后代的风险。携带者筛查主要包括三个阶段：①特定种族携带者筛查，指对特定种族、特定疾病的筛查，如 Tay-Sachs 病；②跨族裔携带者筛查，指不考虑种族背景，对所有个体提供推荐的特定疾病的携带者筛查，而不是传统的基于种族的筛查，如囊性纤维化、脊髓性肌萎缩症；③扩展性携带者筛查，指一次性筛查受检者多种常见单基因隐性遗传病的临床遗传病筛查方法，区别于按照受试者家庭种族或单一疾病进行筛查的方法。事实证明，携带者筛查可明显降低高风险人群特定疾病患病率。通过携带者筛查明确致病变异后，可通过胚胎植入前诊断，避免或减少严重隐性遗传病胎儿的出生。

（二）二级预防：产前筛查与产前诊断

产前筛查指通过简便、经济、较少创伤的方法，从低危孕妇人群中发现有先天性缺陷和遗传性疾病胎儿的高风险孕妇，以便进一步明确诊断。筛查方法包括超声、血清学筛查、孕妇外周血胎儿游离DNA产前筛查等。香港中文大学教授卢煜明在1997年就发现了孕妇外周血中存在游离的胎儿DNA，并发展出了一套新技术来准确分析和度量母亲血浆内的胎儿DNA。由于他所开创的无创DNA产前检测技术在人类重大出生缺陷防控领域的杰出贡献，卢煜明在2016年获得了首届未来科学大奖"生命科学奖"，以及被誉为诺贝尔奖"风向标"的"引文桂冠奖"。目前的无创DNA产前检测技术，除了用于非整倍体筛查，还可以检测微缺失综合征和单基因病，在临床产前筛查中广泛应用。

产前诊断是指在出生前对胚胎或胎儿的发育状态、是否患有疾病等方面进行检测诊断，从而掌握先机，对可治疗性疾病，选择适当时机进行宫内治疗；对于不可治疗性疾病，能够做到妊娠知情选择。产前诊断分为有创操作和非有创操作，有创操作包括绒毛取材术（妊娠11周到14周）、羊膜腔穿刺术（妊娠17周到25周）、经皮脐血管穿刺术（妊娠23周以后），非有创操作包括超声、磁共振等。临床使用最多的有创操作是羊膜腔穿刺术，因为其并发症更少，流产率及早产率小于0.5%。获得胎儿细胞后，可进行染色体核型分析、全染色体微阵列分析、全染色体高通量测序分析、荧光原位杂交等，以便诊断染色体疾病；根据疾病类型采取相应的检测项目。

对于低风险孕妇群体，考虑到介入性产前取材技术可能带来的流产风险，采用无创性质的产前筛查可能是更为合理的选择。而对于高风险孕妇群体，由于胎儿罹患遗传病的风险远高于有创性产前取材技术的风险，因此直接进行产前诊断可提供更快速、更准确的检测结果。目前，产前筛查及产前诊断已经成为预防出生缺陷的重要手段，可以切实减少出生缺陷的发生，是低成本高效益的预防措施，对于提高出生人口素质有着极其重大的意义。

（三）三级预防：新生儿筛查与基因治疗

三级预防是指对出生后的新生儿进行相关疾病的筛查。例如，筛查苯丙酮尿症、先天性甲状腺功能减退症、听力异常等，及早发现和治疗出生缺陷儿，最大限度地减轻出生缺陷的危害，提高患儿生活质量。以苯丙酮尿症筛查为例，它是新生儿筛查的一项重要检查。新生儿喂奶3天后，采集足根末梢血，吸收于再生厚滤纸上，晾干后邮寄到筛查中心，采用Guthrie细菌生长抑制试验半定量测定。其原理是苯丙氨酸能促进已被抑制的枯草杆菌重新生长，以生长圈的范围测定血液中苯丙氨酸的含量，亦可在苯丙氨酸脱氢酶的作用下进行比色定量测定，其假阳性率较低。当苯丙氨酸含量>0.24mmol/L，即两倍于正常参考值时，应复查或采静脉血定量测定苯丙氨酸和酪氨酸。正常人血浆苯丙氨酸浓度为 $0.02-0.06$mmol/L，患儿血浆苯丙氨酸浓度可在 1.2mmol/L 以上，且血液中酪氨酸正常或稍低。

基因治疗是将人的正常基因或有治疗作用的基因通过一定方式导入人体靶细胞以纠正基因缺陷或者发挥治疗作用，从而达到治疗疾病目的的生物医学技术。遗传病的基因治疗指应用基因工程技术将正常基因引入患者细胞内，以纠正缺陷基因而根治疾病。脊髓性肌萎缩症是常见的常染色体隐性遗传性神经肌肉病，发病率、致死率均较高。该病以脊髓前角细胞运动神经元退化变性所导致的对称性肢体近端和躯干进行性肌无力、肌萎缩为特征，1型患儿通常2岁前死亡。基因治疗是一种新兴的脊髓性肌萎缩症治疗方法，被认为具有通过一次性治疗实现长期获益的潜力。通过 AAV 载体介导的基因治疗通过向患者体内目标组织递送健康的 $SMA1$ 基因，替代体内缺失或突变的 $SMA1$ 基因，并在脊髓神经元中恢复或增加 SMN 蛋白的表达，从而恢复运动神经元的功能。诺西那生钠注射液通过鞘内注射给药，可以直接将药物输送到脊髓周围的脑脊液中，从而改善运动功能、提高生存率，改变脊髓性肌萎缩症的疾病进程。对于治疗 2 岁以下脊髓性肌萎缩症患者的索伐瑞韦，患者只需接受一次静脉注射给药，就能在细胞中长期表达 SMN 蛋白，实现长期缓解甚至治愈。

三、小结

遗传学与临床医学的相互渗透，促进了人类的进化。救死扶伤与自然选择并不矛盾，使遗传病患病个体获得更好的照护、提高生活质量，以及有展示才能的机会，保护了人类基因的多样性，有效缓解了环境变动对人类造成的冲击及自然选择给人类带来的选择压力。

（沈英　四川大学华西第二医院）

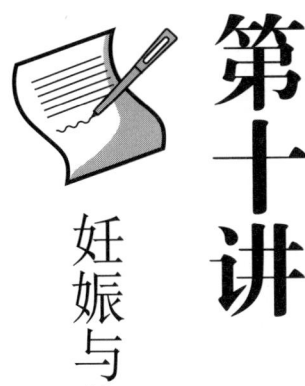

第十讲

妊娠与分娩

第十讲 妊娠与分娩

俗话说"十月怀胎,一朝分娩",妊娠是胚胎和胎儿在母体发育生长的整个过程。妊娠的开始是成熟卵子受精,而妊娠的终止则是胚胎或者胎儿及其附属物自母体排出。

一、受精卵的形成

卵子从卵巢排出,即开始了一段神奇的旅行。卵子经输卵管伞部进入输卵管,在输卵管内等待着精子的到来。在这期间,如果精子出现,就能够上演一场生命的奇迹。精子的旅程也同样充满挑战。它们从阴道出发,穿越子宫腔,前往输卵管。数以万计的精子围绕着卵子,展开了一场微观世界的竞赛,最终只有一个幸运的精子能够穿透卵子的保护层,与之融合。这个过程就是受精。受精过程发生在输卵管的壶腹部,受精不仅仅是生物学上的奇迹,更是新生命开始的标志。精子和卵子结合后,它们各自的遗传物质会融合,形成一个新的细胞,即受精卵。这个受精卵含有来自父母双方的遗传信息,决定了孩子的许多遗传特征,如皮肤、眼睛、头发等特性。受精卵形成以后开始有丝分裂,首先是二分裂,然后是四分裂,以此类推。受精后第 4 天受精卵形成早期囊胚进入宫腔;受精后第 5-7 天早期囊胚继续分裂发育,形成晚期囊胚。

二、受精卵着床过程

大约在受精后的第 7-10 天,受精卵(此时已发展成胚泡)到达子宫腔内。在子宫腔内,它会寻找适合着床的地点。着床是一个复杂的生物过程，其中胚泡必须成功附着在子宫内膜上。在此过程中，胚泡的外层细胞（滋养层）与子宫内膜细胞互相作用，使得胚泡能够稳固地附着在子宫内膜上。

三、着床后早期发育

一旦着床成功，胚泡开始分化，形成未来的胎儿和胎盘。这个时期胚胎开始从母体获取营养，并释放激素，特别是人绒毛膜促性腺激素（hCG），这是妊娠检测的关键指标。人绒毛膜促性腺激素的释放促进卵巢黄体的维持，确保继续产生孕激素和雌激素，这些激素对维持妊娠至关重要。在着床后的几天内，可以通过检测母体尿液或血液中的人绒毛膜促性腺激素水平来确认妊娠情况，但是临床上确定囊胚是否着床于子宫腔内需要依靠超声证实。

四、胚胎及胎儿发育

孕周从末次月经第1天开始计算，通常比排卵或受精时间提前2周，比着床提前3周。妊娠全过程约为280天，即40周。妊娠10周（受精后8周）内的人胚称为胚胎，是器官分化、形成时期。自妊娠11周（受精后9周）起称为胎儿，是生长、成熟的时期。

临床上以4周（一个妊娠月）为一个孕龄单位，描述胚胎及胎儿发育特征。当妊娠8周末时胚胎初具人形，头大，占整个胎体近一半，能分辨出眼、耳、鼻、口、手指及脚趾，各器官正在分化发育，心脏已形成。当妊娠12周末时胎儿身长约9cm，通过外生殖器可初辨性别，胎儿四肢可活动。当妊娠16周末时胎儿身长约16cm，体重约110g，从外生殖器可确认胎儿性别，头皮已长出毛发，胎儿已开始出现呼吸运动，部分孕妇可自觉胎动。当妊娠 20 周末时胎儿身长约 25cm，体重约 320g，皮肤暗红，出现胎脂，全身覆盖毳毛，开始出现吞咽、排尿功能，胎儿运动明显增加。当妊娠 24 周末时胎儿身长约 30cm，体重约 630g，各脏器均已发育，细小支气管和肺泡也已经发育，出生后可有呼吸，但生存力极差。当妊娠 28 周末时胎儿身长约 35cm，体重约 1000g。皮下脂肪不多，皮肤粉红，表面覆盖胎脂，四肢活动好，有呼吸运动，出生后可存活，但易患特发性呼吸窘迫综合征。当妊娠 32 周末时胎儿身长约 40cm，体重约 1700g，皮肤深红色，仍呈皱缩状，生存能力尚可，出生后注意护理可存活。当妊娠 36 周末时胎儿身长约 45cm，体重约 2500g，出生后能啼哭及吸吮，生存力良好，存活率很高。当妊娠 40 周末时胎儿身长约 50cm，体重约 3400g。胎儿发育成熟，皮肤粉红色，皮下脂肪多，足底皮肤有纹理，男性睾丸已降至阴囊内，女性大小阴唇发育良好，出生后哭声响亮，吸吮能力强，能很好存活。

综上所述，胎儿在妊娠 24 周以后出生可能存活，但生存力极差，妊娠 28 周后生存力逐渐增强，妊娠 37－42 周为足月成熟儿。

五、胎儿附属物特征及功能

胎盘是母体和胎儿之间的神奇桥梁，由绒毛膜和基底膜组成，就像一张精密的网络，让母体和胎儿的血液进行微妙的交流，却又不直接混合。胎盘是一个多功能器官，具有物质交换、防御、合成及免疫等功能：首先，胎盘具有气体交换功能，能使氧气从母体血液转移到胎儿血液，同时将二氧化碳从胎儿血液转移出去；胎盘还具有传递营养物质及排出代谢产物的功能，负责将葡萄糖、氨基酸、脂肪酸、维生素和矿物质等营养物质从母体输送给胎儿,也把胎儿代谢产物如尿素、尿酸、肌酐等通过胎盘转输入母体血液,由母体排于体外;胎盘还具有内分泌功能,能分泌多种激素,如人绒毛膜促性腺激素、人胎盘催乳素、雌激素、孕激素等,这些激素在维持妊娠、准备分娩、乳腺发育等方面发挥着至关重要的作用。

脐带是连接胎儿和胎盘的细长组织,是母体与胎儿之间的生命线。它不仅让胎儿能在母体子宫的羊水中自由漂浮,而且通过胎盘及脐带母体把氧气和营养送到胎儿那里,同时也帮胎儿排出身体的废物。脐带一般长30—100cm,直径在0.8—2.0cm之间。脐带表面包着一层羊膜,看起来是灰白色的。脐带里面有一条脐静脉和两条脐动脉,脐带血管周围还包着一种特别的胶状物质,叫作华通胶,主要是为了保护脐血管。脐带异常会导致胎儿缺血及缺氧,影响胎儿的生长发育,严重时甚至会导致胎儿死亡。脐带缠绕、脐带脱垂、脐带血栓等是临床上比较常见的问题,需要引起大家的关注。

胎膜就像一个特别的保护罩,围绕着胎儿,确保胎儿在母体子宫内安全成长。胎膜由两层薄薄的膜组成,外面那层叫平滑绒毛膜,里面那层叫羊膜。胎膜的主要作用是给胎儿提供一个安全的生长空间。胎膜里有很多特别的成分,比如花生四烯酸,这是分娩发动时重要的化学物质的前身。因此胎膜不仅是个物理屏障,还在分娩启动中起到了关键的作用。

羊水是充满在羊膜腔内的液体,对胎儿和母体都具有重要的生理功能。不同时期羊水的来源不同,妊娠早期羊水主要来自母体血清,是通过胎膜进入羊膜腔的透析液;妊娠中期胎儿尿液成为主要来源,使羊水的渗透压降低;妊娠晚期胎肺参与羊水的生成,每天约有350mL液体从胎肺分泌至羊膜腔。胎儿吞咽是羊水吸收的主要方式,尤其在妊娠

18周后，正常胎儿每天可吞咽500-700mL液体。羊膜腔内不断进行液体交换，以保持羊水量相对恒定。母儿间的液体交换主要通过胎盘，每小时约3600mL。

妊娠期羊水量逐渐增加，妊娠38周约1000mL，40周约800mL。过期妊娠羊水量明显减少。早期羊水为无色澄清液体，足月时略浑浊，含有胎脂、胎儿脱落上皮细胞、毳毛、毛发等。羊水中含有大量激素和酶，足月妊娠时比重为1.007-1.025，pH值约为7.20，内含水分98%-99%，无机盐及有机物1%-2%。羊水具有两方面的功能：一方面是保护胎儿，羊水给胎儿提供了恒温环境，具有缓冲作用，避免胎儿受到挤压和肢体粘连，也防止脐带受到压迫，胎儿吞咽或吸入羊水促进消化道和肺的发育，羊水过少会引起胎儿肺发育不全；另一方面是保护母体，羊水可以减少胎动所致不适感，帮助临产时宫口及阴道扩张，破膜后冲洗阴道，减少胎儿的感染机会。

在妊娠的不同时期可以通过超声判断羊水量是否正常，从而进一步推断胎儿是否正常，如妊娠中期出现羊水过少需要警惕胎儿是否存在泌尿系统异常，而妊娠中晚期出现羊水过多则需要警惕胎儿是否存在中枢神经系统或者消化系统异常。

六、妊娠期生理变化

妊娠期母体各系统和器官都会发生一系列生理变化，变化最大的器官是子宫。妊娠期间子宫发生了一系列神奇的变化，让它能够成为胎儿的完美家园。随着妊娠的进展，子宫会变得更大、更重。到了足月时，它的大小可以达到35cm×25cm×22cm，容量约为5000mL，重量大约是1100g，几乎比未妊娠时重20倍。子宫的形状也会随着妊娠进展而改变。妊娠早期子宫略呈球形且不对称。从妊娠 12 周开始，子宫逐渐变大，超出盆腔。到了妊娠晚期，子宫受到母体盆腔左侧乙状结肠的影响，可能会轻微向右旋转。子宫增大在妊娠早期主要受到雌激素的影响，而从妊娠 12 周开始，主要是由于宫腔内压力增加所致。子宫各部位的增长速度不同：子宫底在妊娠后期增长最快，含肌纤维最多，而子宫下段次之，子宫颈增长最少。这种差异性增长有利于分娩时子宫收缩力由上向下递减，帮助胎儿顺利娩出。子宫血流量随妊娠进展而变化：早期大约是 50mL/min，主要供应子宫肌层和蜕膜；足月时，血流量可以增加到 450－650mL/min，其中 80%－85%供应胎盘。

妊娠以后排卵和新卵泡的发育都会暂停，这意味着在整个妊娠期，女性不会继续释放卵子。妊娠 6－7 周前，卵巢黄体会产生大量的雌激素和孕激素。这些激素能帮助维持妊娠，确保胚胎正常发育。妊娠进入第 10 周后，卵巢黄体的功能逐渐被胎盘代替，胎盘分泌大量激素维持妊娠。这时候黄体作用逐渐减弱，并且开始萎缩。

母体阴道为了适应和准备未来的分娩过程，发生一些显著变化。比如出现 Chadwick 征，这是妊娠期的一个典型特征，表现为阴道变得更软、水肿且充血，颜色会呈现紫蓝色。这种变化通常在妊娠早期就可以观察到，是增加的血流和激素水平变化引起的。妊娠期间阴道壁周围结缔组织变得更加松散和柔软，肌细胞增大并且伸展性增加，阴道皱褶增多，这些变化是为了帮助分娩时胎儿更容易通过阴道。妊娠期间阴道的脱落细胞和分泌物会增多，通常呈现白色糊状。阴道内 pH 值降低，不利于致病菌的生长，有助于预防感染，保护胎儿和母体免受病原体侵害。妊娠期间母体外阴充血、皮肤增厚，大小阴唇色素沉着，大阴唇内血管增多及结缔组织松软，伸展性增加，利于分娩时胎儿通过。临床上由于增大的子宫压迫，盆腔及下肢静脉血回流障碍，部分孕妇可能出现外阴或下肢静脉曲张，产后多数情况下会自行消退。妊娠期静脉血栓栓塞性疾病发生率有所增加，应该鼓励孕妇适当活动，注意饮食，血栓高风险孕妇可以使用药物预防血栓。

妊娠期间孕妇的乳房在大量雌激素、孕激素的作用下会发生一系列变化，而这些变化也是为分娩后母乳喂养做好准备。通常妊娠早期乳房开始明显增大和充血，形成乳腺结节，乳头增大、变黑，易勃起，乳晕颜色加深，周围的皮脂腺肥大形成散在的结节状隆起，称为蒙氏结节。接近分娩期时，挤压乳房可有少量淡黄色稀薄液体溢出，称为初乳。尽管乳腺充分发育，但妊娠期间通常不产生乳汁，可能与高水平的雌激素和孕激素抑制乳汁生成有关。产后胎盘排出，雌激素和孕激素水平迅速下降，新生儿吸吮乳头时，乳汁开始分泌。

妊娠过程对于母体器官系统功能考验很大，尤其是心血管系统。随着妊娠的进展，母体的血容量及心排出量均明显增加，有基础心脏病的孕妇更容易在妊娠中晚期及分娩期发生心力衰竭，危及母儿生命。妊娠期间母体血容量从妊娠 6－8 周开始增加，至妊娠 32－34 周达到高峰，增加幅度为 40%－45%，平均增加约 1450mL，一直维持至分娩，其中血浆平均增加 1000mL，红细胞平均增加 450mL。母体血容量的增加有助于满足子宫、胎盘及其他组织器官增加的血流量需求，也为妊娠期和分娩期可能的出血提供了一定的保护。

妊娠期间，母体体内的激素水平发生显著变化，导致母体皮肤上出现多种特有的变化。比如会出现皮肤色素沉着，表现为乳头、乳晕、腹白线、外阴等处出现色素沉着，出现妊娠黄褐斑及妊娠纹等特征性改变。

妊娠期间孕妇的骨骼系统和体态也会发生一些变化，这些变化主要是为了适应胎儿的生长和为分娩做准备。部分孕妇由于妊娠次数较多、间隔过短，若没有注意补充维生素 D 和钙，可能会出现骨质疏松。妊娠期间很多孕妇自觉腰骶部及肢体疼痛不适，可能与胎盘分泌的松弛素导致骨盆韧带及椎骨间关节、韧带松弛有关。部分孕妇在耻骨联合处出现松弛、分离，导致明显的疼痛和活动受限。这些症状在产后往往会消失。妊娠晚期，由于胎儿和子宫的增大，孕妇的重心前移。为了保持身体平衡，孕妇会出现头部和肩部向后仰、腰部向前挺的典型孕妇姿势。

七、产科保健

妊娠及分娩虽然是一个生理过程，但是如果没有专业的医护人员为每位孕妇保驾护航，可能会出现一些意外情况，影响母儿健康，甚至危及母儿生命。通常完整的产科保健流程包括孕前咨询、产前检查、产时监护和产后复查四个阶段。理想状况下育龄夫妇应该在备孕期间开始接受专业的咨询及评估，尽量选择"天时、地利、人和"的时机孕育胎儿，一旦妊娠应该尽快接受规范产前检查，进入围分娩期则应该选择恰当的医院进行严密的产时监护，分娩后进入产褥期进行规范的产后复查，最终保障母儿的健康与安全。现实中很多女性缺乏备孕期指导及准备，没有规范的产前检查，最终出现母胎的不良结局，甚至威胁母体的健康及生命。

根据《孕前和孕期保健指南（2018）》，建议每位孕妇在妊娠 $6-13^{+6}$ 周、$14-19^{+6}$ 周、20－24 周、25－28 周、29－32 周、33－36 周及 36 周以后每周各接受一次规范的产前检查。产科保健人员会根据孕妇存在的危险因素将孕妇分为绿色、黄色、橙色、红色及紫色，进行妊娠期"五色管理"。绿色代表正常孕妇，而黄色、橙色及红色代表孕妇具有不同的风险，红色代表孕妇具有很高的风险，紫色代表孕妇具有某些传染病。妊娠期"五色管理"提醒大家孕妇需要更多的关注和保护。不同的妊娠时限，产前检查内容不尽相同。每次产前检查都应该做到指导正常的妊娠，筛查及应对高危妊娠，并且应该兼顾母体及胎儿。对于胎儿的监护包括生长发育情况、有无发育畸形或者异常、器官成熟度、是否缺氧等方面，可以选择不同的监测手段，其中超声及电子胎心监护是主要的手段。

八、分娩相关概念

如果说妊娠是一段神奇的旅程，那么分娩则是这趟旅程中最激动人心的终点站，胎儿及胎盘、胎膜等附属物将从孕妇体内娩出。

分娩是指妊娠 28 周及以上的胎儿及其附属物从临产发作到从母体排出的全过程。如果妊娠不满 28 周即终止，通常称为流产，包括自然流产及人工流产等。自然流产有很多危险因素及原因，目前并没有研究透彻。同样地，虽然有很多学者致力于研究分娩启动的原因，但是至今为止也没有研究透彻，目前认为分娩启动是多方面因素综合作用的结果，相关理论包括炎症反应学说、内分泌控制理论学说、机械性刺激学说、子宫功能性改变学说等。

根据孕周的不同，分娩可以分为早产、足月产和过期产。早产是指妊娠在 28 周至 36^{+6} 周之间终止。孕周越早，早产儿健康存活的概率越小。足月产是指妊娠在 37 周至 41^{+6} 周之间终止，新生儿在这个时间段出生，意味着他们已经准备好面对这个世界了。过期产是指妊娠超过 42 周终止。过期产对于围产儿存在一定的风险，现代产科应该避免过期产的发生。

临床上决定分娩的因素主要包括产力、产道、胎儿及精神心理因素。产力像是掌控整个剧情的导演，主要由子宫收缩力、腹壁肌及膈肌收缩力（腹压）和肛提肌收缩力组成。子宫收缩力是主要的力量，贯穿于整个分娩过程，指挥着宫颈的消失、宫口的扩张和胎儿的下降。腹壁肌及膈肌收缩力在分娩第二阶段尤为重要，能帮助胎儿通过产道。肛提肌收缩力则在分娩后期发挥作用，协助胎儿维持正确姿势和顺利娩出。产道就像是分娩这场剧发生的舞台，包括骨产道（真骨盆）和软产道（子宫下段、宫颈、阴道及盆底软组织）。骨产道的大小和形状对分娩至关重要，它决定了舞台的空间和结构。软产道则更加柔软和具有弹性，它随着胎儿的推进而发生变化，确保胎儿能顺利通过。胎儿就是分娩这场剧的主角，所有的动作和转变都是为了其顺利登场。胎儿的大小、姿势、胎产式、位置和健康状况都将影响分娩过程。胎儿需要适应产道的环境，通过一系列的分娩机制，顺利完成阴道分娩。精神心理因素就像是这场剧的背景音乐，虽不直接参与动作，但对整体氛围有着重要影响。孕妇的情绪状态如恐惧、焦虑和期望都会影响产力的发挥和对分娩的适应。正面的心理支持和舒适的环境可以帮助孕妇更好地应对分娩，就像美妙的背景音乐能够提升整个剧的观看体验。以上四大要素共同构成了分娩这场神奇的生命剧，每个要素都不可或缺，它们共同创造了新生命的诞生奇迹。

九、先兆临产阶段

从妊娠到分娩，其中还有一个过渡阶段，就是先兆临产阶段。先兆临产阶段母体的症状主要包括不规律宫缩、胎儿下降感及所谓的"见红"。不规律宫缩就像分娩的彩排，这种宫缩也被称为假临产。假临产的特点是宫缩频率不一致，持续时间短、间歇时间长且无规律，孕妇通常没有疼痛的感觉；宫缩强度没有逐渐增强；常在夜间出现而于清晨消失；不会出现宫颈管短缩、宫口扩张；给予镇静剂能将其抑制。胎儿下降感是指胎儿的头部开始下降进入骨盆中，孕妇可能会感到上腹部比以前舒适。这种下降感可能会对膀胱产生压迫，使得孕妇可能会体验到更频繁的尿意。"见红"是分娩即将开始的一个比较可靠的征兆，通常发生在分娩发动前 24－48 小时内。它是宫颈内口附近的胎膜与子宫壁分离，微细血管破裂而导致的少量出血，这些血液与宫颈管内的黏液混合后呈淡血性液体排出。如果阴道出血量达到或超过月经量，可能需要考虑病理性产前出血的原因，如前置胎盘或胎盘早剥等。在这种情况下，应立即寻求医疗帮助。

十、分娩过程

临产是一个重要且复杂的生理过程，它标志着分娩的正式开始。临产的重要标志包括有规律且逐渐增强的宫缩、宫颈管消失、宫口扩张及胎先露部下降。有规律且逐渐增强的宫缩通常持续 30 秒或以上，间歇时间为 5－6 分钟。与先兆临产阶段的不规律宫缩不同，临产时的宫缩是有规律而且强度是逐渐增强的。宫颈的改变是临产的另一个重要标志，随着规律宫缩逐渐增强，宫颈管逐渐消失，宫口扩张，为胎儿通过产道做好准备。胎先露部（通常是胎头）随着宫缩逐渐下降，进入骨盆，准备娩出。

当孕妇妊娠期接受产前检查时，医护人员会告诉她们先兆临产及临产的临床表现，告诉她们应该在什么时候及时赶到医院评估检查。一旦孕妇因为上述表现来到医院，产科医生将密切观察宫缩的频率、持续时间及强度，也会进行外阴消毒后的阴道检查，了解宫颈长度、位置、质

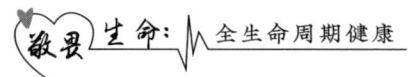

地、扩张情况及胎先露的高低,并且根据产检记录评估母儿状况,确定分娩方式,实施母儿的监护。

分娩的整个过程被称为总产程,通常分为第一产程、第二产程、第三产程及第四产程。

第一产程也称为宫口扩张期,是分娩开始的第一阶段,从规律宫缩开始至宫口完全扩张,包括潜伏期和活跃期。潜伏期是临产开始到宫口开到5cm。活跃期从宫口扩张至5cm开始,通常宫缩强度增加,频率加快,宫口扩张更快,直至完全扩张至10cm。这个过程对孕妇来说是较为剧烈的,需要有效的疼痛管理。第一产程的关注点包括定期监测宫缩的强度和频率,确保宫缩规律且有效;定期检查宫颈扩张程度;加强胎儿监护,可以采取胎心听诊、电子胎心监护等多种手段评估胎儿的状况。第一产程应该给产妇提供适当的疼痛缓解措施,包括药物和非药物方法。关心产妇的饮食、睡眠及大小便情况,给予适量的液体和能量补充。给予产妇持续的情感和心理支持,减少她们的焦虑和恐惧。

第二产程是指胎儿娩出阶段,这个阶段从宫口完全扩张开始,直到胎儿完全娩出。在这个阶段,孕妇会感到强烈的推挤感,需要用力推挤,以帮助胎儿通过产道。这一过程可能持续几分钟到几小时不等。对于初产妇,这个阶段通常会持续更长时间。这一时期需要专业医护人员密切监护母儿状况,因为这个阶段相当于马拉松比赛的冲刺阶段,机会往往稍纵即逝,需要严密监护,做好应急预案,警惕胎儿窘迫、脐带脱垂、胎盘早剥,甚至羊水栓塞等突发情况发生。在这一阶段,医护人员需要在宫缩期间指导孕妇如何有效用力,评估产程进展,确保胎儿处于适当的位置和姿势,以便胎儿顺利通过产道。在胎儿通过阴道及会阴时采取会阴保护和适时的会阴切开等措施防止会阴撕裂。

第三产程也是胎盘娩出阶段,从胎儿娩出到胎盘和胎膜完全排出。

这个阶段持续时间通常较短，从几分钟到半小时不等。宫缩继续发生，促使胎盘从子宫壁剥离并排至体外。胎盘娩出后，医生会检查其是否完整娩出，避免出血或感染的风险。第三产程的关注点包括胎盘和胎膜的完整性检查、监测和管理产后出血，处理任何软产道的撕裂，必要时提供抗生素，预防感染。

第四产程通常是指胎盘娩出后的两个小时，通常这个阶段产妇会和新生儿待在待产室。此时仍然要严密观察产妇生命体征、子宫收缩及阴道流血，此外还要密切关注新生儿状况，防止呼吸窘迫、低血糖等情况发生。

我们通常把产房比喻成特殊的战场，每一天产房都会有产妇进进出出，每一天都会有新生儿呱呱坠地，让人激动万分。产房内也经常出现惊心动魄的时刻，这就要求在产房区域工作的医护人员具有高度的责任心，练好个人技术及提高团队合作能力，随时应对产房急救，为每一位产妇及腹中胎儿保驾护航。

（姚强　吴奕成　四川大学华西第二医院）

第十一讲 关注婴幼儿及儿童的身体健康

第十一讲 关注婴幼儿及儿童的身体健康

随着社会的进步,医学对于健康的定义也有了很大的变化。世界卫生组织将"健康"重新定义为"健康不仅仅是没有疾病和残缺,而应包括躯体健康、心理健康、社会适应良好和道德健康"。有人将全生命周期定义为"从胎儿到生命终点",即从生殖细胞结合为受精卵那一刻直至生命结束。根据全生命周期不同时间段的生理心理特点,可将其分为胚胎期、婴幼儿期、青少年期、成人期、更年期、老年期及临终期。

在评价居民健康状况的卫生统计指标中,有 2 个跟儿童健康密切相关,即婴儿死亡率(Infant Mortality Rate,IMR)和 5 岁以下儿童死亡率。婴儿死亡率是指婴儿出生后不满周岁内死亡人数同出生人数的比率,一般以年度为计算单位,以千分比表示。它是反映一个国家和民族的居民健康水平和社会经济发展水平的重要指标。随着我国政策法规的支持、经济的发展和医学的进步,婴儿死亡率逐渐下降。尽管我国是发展中国家,但我国的婴儿死亡率已接近世界发达国家水平。5 岁以下儿童死亡率也有同样的趋势。自 1975 年开始,我国每隔 10 年对北京、哈尔滨、西安、上海、南京、武汉、福州、广州、昆明 9 个城市及其郊区农村的儿童开展一次定时间、定地点、定人群的大样本连续性儿童体格发育调查。此项调查不仅掌握了我国儿童生长发育和营养状况的变化规律及长期发展趋势,也为制定国家相关政策、标准提供了重要的科学依据。近几十年来,我国儿童体格发育水平显著提高。

尽管新中国成立至今,我们在儿童健康方面取得了长足的进步,但仍有健康隐忧。特别是近年来,随着经济的快速发展、生活方式的改变，儿童超重和肥胖的发生率呈逐年上升趋势。儿童肥胖已成为21世纪非常严重的公共卫生挑战之一。儿童肥胖的危害巨大，不仅因其与2型糖尿病、高血压、血脂异常、非酒精性脂肪性肝病、代谢综合征、阻塞性睡眠呼吸暂停等多种疾病相关，75%－80%的儿童肥胖可延续至成年，严重威胁国民健康，影响人口素质，同时其长期干预的医疗支出也会给医疗保健系统带来巨大压力。儿童肥胖的防控刻不容缓。

二十世纪九十年代，有学者提出：如果认识到人类的生命是从一个细胞开始的，而且3/4以上的细胞分裂过程发生在胎儿期，那么不难理解胎儿阶段的生长发育对健康和疾病起着至关重要的作用，实际上生长和发育在出生前就基本完成。近年来，国内外专家通过研究大量流行病学资料提出了关于人类疾病起源的突破性理论之一，即健康与疾病的发育起源学说（Developmental Origins of Health and Disease，DOHaD）。其理论的核心在于：在生命发育的早期如胎儿期和婴幼儿期，经历不利因素的影响，如营养或环境不良等，成年后罹患肥胖、糖尿病、心血管疾病等慢性代谢性疾病的概率增加，并且这种影响可能会持续至后代。研究结果提示，成年期的某些疾病实际在生命早期的关键发育时已经埋下了隐患。因此生命早期健康状况对后期健康的重要影响被广泛关注。应从全生命周期角度对人群的健康进行管理。早在2016年，全生命周期健康就已被提升至国家战略高度，针对从胎儿到生命终点不同阶段的主要健康问题及影响因素，解决疾病、症状、身体不适或影响健康的心理和社会问题，实现全程健康服务和健康保障，实现健康促进和疾病预防的关口前移。

在儿科，有一个很好地诠释DOHaD的例子，就是小于胎龄儿。小于胎龄儿是指出生体重和（或）身长低于同胎龄、同性别平均体重的第10百分位的新生儿。小于胎龄儿不仅是在出生时体格相对较小，其出

第十一讲 关注婴幼儿及儿童的身体健康

生后新生儿期的临床问题较适于胎龄儿多,如呼吸窘迫、坏死性小肠结肠炎、胎粪吸入和颅内出血等的发病率增加;远期的健康问题也较多,如高血压、胰岛素抵抗、代谢综合征、2型糖尿病、骨质疏松等。特别在早期,如果过度喂养导致生长过速,其成年期罹患代谢性疾病的危险性增高。人的生长发育在胎儿期就已经规划好了,称"胎儿规划"。胎儿期的健康与孕妇息息相关,孕妇的饮食、生活方式、营养状况、情绪、疾病等都会影响到胎儿的生长发育。因此,保证孕妇的健康,可有效减少小于胎龄儿等高危儿的出生,保证全生命周期健康。

出生缺陷是围产儿死亡和出生人口素质降低的主要原因,因此降低出生缺陷发生率将是提高我国人口素质的一个关键环节。出生缺陷是指婴儿出生前发生的身体结构、功能或代谢异常,包括先天畸形（如神经管缺陷、脊柱裂、唇腭裂等）、先天性代谢病（如G6PD缺乏症、苯丙酮尿症等）、染色体异常（如21-三体综合征）、基因缺陷（如地中海贫血）及功能异常（先天发育残疾,如盲、聋、智能障碍）等。尽管单病种的发病率不高,但是我国人口基数较大,每年新增出生缺陷患儿80万-120万例,其中大体可见先天畸形儿20万-30万例,不仅危害儿童生存和生活质量,而且影响家庭幸福和谐,也会造成巨大的潜在寿命损失和社会经济负担,严重影响人口素质和群体健康水平。为了降低出生缺陷的发生率和降低残障率,应积极采取综合防控措施,即三级预防体系。一级预防通过推进婚前保健和孕前保健服务,减少出生缺陷发生;二级预防通过产前诊断和产前筛查,减少严重出生缺陷儿出生;三级预防通过新生儿筛查,对某些疾病早发现、早干预,改善预后,最大限度地减少对儿童健康的影响。

新生儿筛查是在新生儿群体中,用快速、简便、灵敏的检验方法,对危及儿童生命、危害儿童生长发育、导致儿童智能障碍的一些先天性疾病、遗传性疾病进行群体筛检，做出早期诊断，有效治疗，避免患儿出现不可逆的损害，保障其体格生长和智能发育。二十世纪六十年代初，Guthrie 通过对干滤纸血片中的苯丙氨酸进行半定量测定筛查苯丙酮尿症，由此开创了新生儿疾病筛查的历史。随着检测技术的不断进步，二十世纪九十年代，串联质谱技术开始应用于新生儿疾病筛查，实现了一种实验手段检测多种疾病的转变，大大增加了可检测疾病的种类，为儿童疾病的预防、诊断、治疗、康复提供了支持，展现了良好前景。我国新生儿疾病筛查工作起步于二十世纪八十年代，并于 1994 年被列入《中华人民共和国母婴保健法》。目前我国法定的新生儿疾病筛查病种包括先天性甲状腺功能减退症、苯丙酮尿症等新生儿遗传代谢病和听力障碍。不同地区筛查的疾病种类有差异。成都市现行的新生儿疾病筛查政策中还增加了 G6PD 缺乏症、先天性肾上腺皮质增生症及先天性心脏病等。

对于免疫系统尚未发育完善的婴幼儿，严重疾病是导致其死亡的重要原因。而预防接种是预防这些严重疾病的重要措施。预防接种是把疫苗接种在健康人的体内，使其在不发病的情况下产生抵抗能力，得到对这种疾病的免疫力。二十世纪八十年代，我国发布了《全国计划免疫工作条例》，将儿童免疫纳入国家卫生计划。其主要内容为"四苗防六病"，即对 7 周岁及以下儿童进行卡介苗、脊髓灰质炎三价疫苗、百白破三联疫苗和麻疹疫苗的基础免疫接种和加强免疫接种。1992 年，又将乙型肝炎疫苗（简称"乙肝疫苗"）纳入儿童计划免疫管理范畴。随着经济的发展和科技的进步，计划免疫的内容还在不断增加。

通过口服脊髓灰质炎疫苗，1995 年后，我国阻断了本土脊髓灰质炎病毒的传播，使成千上万的孩子避免了肢体残疾。迄今为止，预防接种仍是控制乃至消灭疫苗可预防传染病，保障儿童身体健康最安全、最

第十一讲 关注婴幼儿及儿童的身体健康

有效、最经济的预防手段。

GOBI-FFF 方案，是一种低成本、高效、基于知识的战略，通过推广生长监测（Growth Monitoring）、口服补液疗法（Oral Rehydration Therapy）、母乳喂养（Breastfeeding）、免疫接种（Immunization）、女性教育（Female Education）、生育间隔（Family Planning）、辅食添加（Food Supplementation）等措施，进一步控制了营养不良、腹泻和传染病的发病率，特别是在经济欠发达地区，极大地改善了婴幼儿的营养卫生状况，显著降低了儿童死亡率。其中生长监测是用以监测、干预个体和群体儿童健康和营养状况的最简便、经济、无创的方法，对早期诊断营养性、慢性系统性和内分泌性疾病有重要意义，同时对降低儿童发病率和死亡率有潜在意义。生长监测的内容包括生长水平、生长速度、匀称程度和成熟程度四个维度。

儿童的生长有赖于遗传特性、充足的营养、正常的内分泌功能、无慢性疾病及良好的生活环境。任何损害儿童健康或营养状况的因素，结果都可反映到生长指标上，因此准确的儿童体格发育评估是发现儿童异常或疾病的第一步。要早期发现生长发育偏离、异常或疾病的线索，及时干预，保证儿童健康成长。

（杨凡　四川大学华西第二医院）

第十二讲 儿童青少年时期的心理健康问题

一、儿童心理发展的生理基础——大脑发育

大脑发育是儿童心理发展的生理基础。在出生时，大脑比其他任何身体结构都更接近成年期的大小，并且它在婴儿期的发育速度十分惊人。人脑有无数个神经元，它们负责储存和传递信息。一个神经元可能与其他神经元有数千条直接联系。神经元之间存在小的空隙或突触，空隙连接的是不同神经元的纤维，以便彼此之间传递信息。脑发育的基本过程就是这些神经元发展和建立这种精密的交流系统。神经元延伸其纤维与邻近细胞建立突触联系，并形成各自独特的功能。当神经元建立联系时，刺激对它们的存活至关重要。那些被来自周围环境的输入信息刺激的神经元继续建立新的突触，形成更加精细的联系回路。这些联系回路具有更复杂的能力。那些很少接受刺激的神经元很快失去它们的突触，这一过程叫作突触剪除，不必要的连接和路径将会被除去。相比在刺激较少的环境里长大的儿童，一个在刺激丰富的环境中长大的儿童会保留更为复杂的突触网络。

在 2—6 岁，大脑重量增长到了成人大脑的 70%—90%。在这段时期，儿童习得大量技能——身体协调能力、注意力、记忆力、语言能力等得到了显著的发展。在童年中期，大脑重量不再像早期一般快速增加，但是大脑中某些结构发生了重要变化。白质在童年期稳定增长，尤其在大脑皮质的额叶、顶叶和胼胝体等部分。随着儿童获得越来越多的复杂能力，突触连接中的神经元增加，神经纤维变得更加髓鞘化，与此同时，由于突触剪除和周围神经元的死亡，灰质减少。结果，大脑的单侧化增强了。除了大脑的结构变化，还有许多变化是在神经递质的层面发生的。神经递质指的是通过突触使神经元得以交流的化学物质。随着

时间的推移，神经元变得越来越有选择性，只对某些化学信息起反应。这一变化导致学龄期儿童的思维和行为更加有效、灵活。特定神经递质的分泌与认知表现、社会和情感调节，以及耐受压力的能力有关。当神经递质没有保持适当的平衡时，儿童会产生严重的神经发育问题，如注意缺陷多动障碍、情绪障碍、癫痫等。

二、儿童认知、社会化和人格的发展

（一）儿童认知的发展

1. 注意

注意是一种贯穿所有行为的基本认知过程，是心理活动对一定对象的指向与集中。注意不是独立的心理过程，它是在感觉、知觉、记忆、思维、意志等心理过程中表现出来的，是各种心理过程所共有的特性，任何一个心理过程自始至终都离不开注意。注意力与智力、学业成就之间有着非常紧密的联系。

根据注意产生和保持时思维有无预定的目的及是否需要意志努力，可将注意分为无意注意和有意注意两种。无意注意是指没有一定的目的，也不需做意志努力的注意；有意注意是指有预定的目的，在必要时还需做一定意志努力的注意。在实际活动中，这两种注意是共同参与、相互配合和交替的。只有这样，人们才能自觉地、有兴趣地投入活动，从而实现最佳效果。一般认为，学龄前期儿童的无意注意高度发展，而有意注意还在逐步形成中。在这个时期，儿童的注意不容易受目的支配，所以外界的无关新异刺激对他们有很大的引诱力。如学龄前的幼儿，虽然可以兴致勃勃地倾听故事，但是一群做游戏的儿童跑来，他们的注意力马上就会离开故事而转向游戏。

注意缺陷多动障碍儿童常常会出现有意注意受损,这部分儿童的有意注意受损而无意注意通常发展正常,常常表现为听课、做作业等需要投入更多精力或稍有难度的任务完成有困难且容易被外界事物干扰,玩玩具、看电视等活动能专注。

2. 记忆

记忆是个体对其经验的编码、保持和再现,是个体认知能力发展的重要基础。儿童在童年早期出现的记忆属于短时记忆,长时记忆的出现和发展稍晚。短时记忆比长时记忆早出现,这与儿童大脑发育,即与记忆生理基础的成熟有关。短时记忆不能长时间保持,随着时间的推移自行消失,而且消失后不能恢复。短时记忆通常只能保持30秒,在30秒的短暂时间内短时记忆中的一些信息被提取,并且要经过一定的加工才能转化为长时记忆。长时记忆的痕迹是结构性的,即有关的神经组织发生了结构性的变化,这些结构性的变化包括神经细胞突触联系的增长、传递物质的变化和神经细胞内部发生的变化。结构变化使得长时记忆的痕迹能够长久保存。

个体的记忆策略也会随着年龄的增长而变化。婴幼儿时期和学龄早期主要是依靠机械记忆;童年中期随着注意力的增强,记忆也随之增强。在学龄期,工作记忆中保留信息的技能及转变成长期知识库的能力向前迈进了一大步。在童年中期,长期知识库变得越来越强大,变成了有组织、逐渐精细、有等级结构的网络。知识的快速增长帮助儿童更好地记忆,逐渐过渡为理解记忆和逻辑记忆。

3. 语言

作为人类交往的手段和思维工具,所有语言都是由一套抽象的符号及一系列将这些符号合并为更大单元的规则组成,具体包括语音、词汇、语法、语义、语用等五种要素。其中，语音、词汇和语法使语言有了某种规范化的形式，语义使语言具有一定的内容，而语用使语言的使用符合特定的情境，从而达到沟通的目的。随着知觉和认知的进步，儿童为学习语言这一特别的人类功能做好了准备。和其他认知功能相比，儿童在语言方面有着惊人的发展速度。儿童的语言发展，与儿童的自然年龄、生理发育阶段、心理发展水平有一定的关系。但是，语言发展必然不同于生理的发育和心理的发展。依据语言系统发展和语言运用发展相结合的语言学标准，儿童的语言发展可以划分为五个大的阶段（表12-1）。

表12-1 儿童语言发展的阶段

阶段	年龄	特征	亚阶段
声音发展阶段	0-6个月	只是发出无意义的声音	（1）非自控音阶段：哭声、咳嗽、吃奶声；（2）咕咕声阶段：咕咕声，类似元音"oo"
被动语言交际阶段	6个月至1岁	对话语有初步的理解，发出"baba"音	—
特殊语言交际阶段	1岁至2岁半	能听能说，但语言不成熟、不完整	（1）独词句阶段；（2）双词句阶段；（3）电报句阶段
目标口语发展阶段	2岁半至6岁	掌握了语音系统和基本语法规则，具有一定的词汇量和语言运用技能，语感逐步形成	—
成熟阶段	大约6岁至少年期结束	逐渐完善自己的语言系统和语言运用能力，掌握较难的语流发音形式和一些特殊的语法现象、扩充词汇量，发展各种语用技能	—

这种阶段的划分不是绝对的，不仅阶段与阶段之间存在着交叉现象，而且各个儿童的实际发展过程也会与各阶段的年龄界定有出入。语言的每个子系统各具发展阶段。语音有语音的发展阶段，语法有语法的

发展阶段，各种具体语言现象的发展阶段也不一定与总体发展阶段相吻合。语言的发展会影响思维的发展，甚至会影响整体认知功能的发展，因此对于语言发育落后的儿童来说，并不存在着"贵人语迟"的说法，需要及时进行早期干预。

4. 思维

皮亚杰（Jean Piaget）对现代儿童发展领域影响深远。其认为随着大脑的发展和儿童经验的增加，个体发展经过四个主要阶段，每个阶段均以不同质的思维方式为特色。

（1）感知运动阶段（出生至2岁左右）。

这一阶段主要指语言发展以前的阶段，婴儿主要通过感觉运动图式和外界取得平衡，处理主客体的关系，如通过眼睛、耳朵、手掌和嘴巴。

（2）前运算阶段（2岁左右至7岁左右）。

语言的出现和发展，促使儿童日益频繁地用表象符号来代替外界事物，出现了表象思维。这一阶段儿童的认识活动包括以下几个特点。

①相对的具体性：借助表象进行思维活动，还不能进行运算思维。

②不可逆性：表现为关系是单向的、不可逆的，不能进行可逆运算，且关系还没有守恒结构。

③自我中心性：儿童以自我经验为中心，参照他人才能理解事物，认识不到自己的思维过程。他的谈话多半以自我为中心，缺乏一般性。

④刻板性：一是在思考眼前问题时，其注意力还不能转移，还不善于分配；二是概括事物性质时，缺乏等级观念。

（3）具体运算阶段（7岁左右至11岁左右）。

这是由前一阶段很多表象图式融化、协调而形成的。在具体运算阶段，儿童思维出现了守恒和可逆性，因而可以进行群集运算。但这个阶段的运算一般还离不开具体事物的支持，还不能组成一个完整的结构、一个完整的系统,因而这种运算是"具体的"运算。

(4) 形式运算阶段(11岁左右至15岁左右)。

形式运算就是命题运算思维。这是和成人思维接近的、达到成熟的思维形式,可以在头脑中把形式和内容分开,可以离开具体事物,根据假设来进行逻辑推演。儿童已经能够运用这些形式运算来解决面临的逻辑问题,如组合、包含、比例、排除、概率、因素分析等,此时思维已经达到了逻辑思维的高级阶段。

(二) 儿童的社会化发展

儿童社会化是人的社会化的第一阶段。儿童在成长过程中,通过个人和社会的交互作用,获得语言、思维、情感等能力和最初行为的方式,逐步了解社会、掌握生存能力,成为"社会人"。

1. 自我发展

自我是指个体关于自己知觉的认知。自我的出现,不是意识对象或意识内容的简单转移,而是人的心理发展进入一个全新的阶段,是个体社会化的结果,是人类特有的高级心理活动形式之一。

婴儿时期出现最早的自我意识。自我最早出现的方面是主体我,将自我看作行动者的认识。婴儿在2-3个月的时候,和其世界里的物体及人每天有大量互动,明白其能对外界事物产生影响。比如,当婴儿触摸小球时,它滚动起来了;当他哭的时候,有人做出反应;当他笑的时候,母亲也对他笑。通过这一过程,婴儿将自己与其他东西分离,一种"我"的感觉开始出现。

8-12个月时,婴儿开始建立客体永久性的概念,并开始出现独立的自我意识。其开始理解看不见爸爸和妈妈时他们仍存在的意思,明白自身作为一个独立的个体存在于世界,并具有一定的永久性。

婴儿的第二个重要任务是理解他自己也是世界当中的一个个体。正如球是圆形的，"我"也有一定的素质或特点，如性别、体格等。这种自我意识是身份的第二个侧面，即自我的第二个方面——客体我，把自我看成一个知识体和评价体。它涵盖所有使自我独特的属性，包括身体特征、拥有物和态度、信念，以及人格。由于婴儿语言发展的限制，我们很难判断一个婴儿在什么时候形成了最初的自我意识，描绘客体我的形成。最经典的试验是将婴儿放在镜子前面，看他有什么样的行为。大多数9-12个月的婴儿会看着自己的镜像做鬼脸，或试图以某种方式与镜子中的婴儿互动。之后，试验者假装用一块毛巾擦婴儿的脸，在婴儿鼻子上用口红点一下，然后再一次让婴儿看镜子。检验自我认知，也是对自我是否有意识的最关键的是，婴儿是否摸自己鼻子上的点，而不是镜子中的鼻子。研究发现，9-12个月的婴儿很少摸自己的鼻子，但21个月的儿童中有3/4表现了这一水平的自我认知。到2岁时，几乎所有儿童都会使用他们自己的名字或者人称代词来指代自己。到3岁半左右，儿童还会用典型的情绪和态度来描述自己。

自我意识在整个学龄前不断发展完善，自我概念逐渐从外在特征转向内在特征，学龄期儿童开始用人际关系、品质特点来构建自我形象。学龄期儿童的自我评价与学业经验和社交情况密切相关。高自我评价的儿童根据创造性，能很快被社会团体接受，更自信、坦率，愿意表达自己的意见，善于接受批评，学习成绩也好；而低自我评价的儿童往往比较孤独，有违纪行为，学习成绩不好。自我的情绪体验在这一时期也有了较大发展，主要表现在自尊心的发展上。学龄期儿童对于聪明和愚笨有较深刻的体会，相较于被说成是"坏孩子"，他们往往更难以接受"愚笨"的评价，因为后者会极大地伤害他们的自尊。

12岁以后，青春中期、后期，青少年的自我意识迅速发展，他们迫切地想要摆脱"小朋友"形象,开始思考要成为什么样的人,努力修饰和塑造自己,使自己日益成熟。他们更加注意自己的容貌、体态、声音等是否美观、受欢迎,内在方面越来越关注自己的个性特点、观念、道德水准等,寻找自己的榜样或偶像,设计出自我的标准,并经常进行自我反省和调整,保持自我完善的方向。

2. 道德发展

劳伦斯·柯尔伯格（Lawerence Kohlberg）认为道德推理的发展要比皮亚杰的理论更为复杂,皮亚杰的研究是围绕从道德他律向道德自律发展的主线展开的,其中道德自律发生在青春早期（10岁至11岁左右）。此时正是形式运算的开始,智力的发展也并未停止。柯尔伯格提出了一个更为详细、系统的道德思维发展的阶段理论——道德发展的三水平理论。每个水平又包括两个阶段。

(1) 前习俗水平。

该水平的个体对是非持自我中心、利己主义的观点,忽视社会标准或习俗的要求。儿童基本是根据行动的结果判断是非。

①第一阶段：以惩罚与服从为定向的阶段。处于这一阶段的儿童,为了避免惩罚,认为服从就是对的,对就能避免惩罚。儿童对是非的判断取决于是否接受惩罚,服从大人是因为他们有至高的权利。

②第二阶段：以工具性相对主义为定向的阶段。处于第二阶段的儿童,认为正确的行为就是那些可以满足个人的需要,有时也可以满足他人需要的行为。这一阶段的儿童知道公平、互换和平等的概念,但往往根据市场上等量的公平交换来满足自己和他人。

(2) 习俗水平。

这一水平的特点是儿童着眼于社会的希望和要求,认为道德的价值在于为他人和社会尽义务。随着自我中心关注的减少及思维水平的提高，处于习俗水平的儿童不再仅关注外在权威，而是能够判断行为的意图，如"他不是有意踢到我的"。

①第三阶段：以人际关系的和谐一致为定向的阶段。处于第三阶段的儿童，能意识到人际关系的重要性，能重视别人的感情，在进行道德评价时总是考虑到他人和社会对一个"好孩子"的期望与要求，这也意味着他们要学会关心别人、保持信任、尊重、感激等。

②第四阶段：以社会秩序和法则为定向的阶段。处于这一阶段的儿童，认为尽自己的义务、对权威表示尊敬、维护既定的社会秩序就是正确的，并开始懂得每个社会成员都应遵守全社会共同约定的某些行为准则。

(3) 后习俗水平。

这一水平的儿童不但能自觉地遵守某些行为准则，还能认识到法律的人为性，并在考虑"正义"和"个人尊严"的基础上形成某些法律的普遍原则。后习俗水平也包括两个阶段。

①第五阶段：以社会契约和个人权利为定向的阶段，以社会契约来看待道德责任。此阶段的儿童不再将社会制定的规则看作一成不变的，并认为只有在公平合理的情况下才应遵守它。

②第六阶段：以普遍的伦理原则为定向的阶段。处于第六阶段的儿童进行道德判断时，主要依据伦理法则，如公平原则、人权原则和尊重个人原则等。一旦认准这些原则，便愿为之献身，所以此阶段也称为以有意识的决定和自我选择伦理原则为定向的阶段。

柯尔伯格道德发展理论是以个体道德认知发展为主的理性模式。该模式认为，尽管个体道德发展速度可能存在差异，但这个阶段的发展顺序是固定不变的，个体道德发展只能从低层次向高层次逐渐提升，不能跳跃。第六阶段的有原则的道德判断阶段是道德发展的最高阶段。第二水平中的第三阶段和第四阶段在青少年期得到迅速的发展，经常采用第一阶段和第二阶段判断的比例显著降低。这几个阶段的判断可以同时存在，年龄大的青少年以第二水平的判断为主。但即使成人，多数人也只能达到第四个阶段，只有少数人能够达到后习俗水平。

所以有些幼龄儿童存在不恰当的违纪行为，因为他们的道德水平发展处于低阶阶段，家庭、学校和社会对于他们的行为不能贴上"品行低劣"的标签而区别对待。对于这类儿童，应该以适合他们年龄的认知和道德水平，予以心理教育、行为干预。

（三）儿童人格的发展

按照埃里克森的人格发展八阶段理论，个体的人格发展是持续一生的，人格发展的顺序是由遗传决定的，但每个阶段能否顺利度过却是由环境决定的，每个阶段都是不可忽视的，在每个阶段，个体要面临一种新的心理调整，称为"心理社会危机"。每个心理社会危机都有两种发展结果——积极或消极。如果各个阶段都向积极品质发展，就算完成了这个阶段的任务，逐渐形成健全的人格，否则就会产生心理社会危机，出现情绪问题，形成不健全人格。

0-1.5岁，主要面临基本信任和不信任的冲突。当婴儿哭或饿时，父母能否出现是建立信任感的关键。父母或最初照顾者对婴儿需求做出反应，会为婴儿提供一种信息，他的需要会被注意到，这使他学会信任这个世界。反之，如果他们的需要未得到满足，他们会认为这个世界不能满足他们的需要，从而发展出不信任感。信任在人格中促使"希望"这一品质的形成，它是增强自我的力量。具有信任感的儿童敢于希望、富于理想，具有强烈的未来定向；反之则不敢希望，时时担忧自己的需要得不到满足。

1.5—3岁，幼儿掌握了大量的技能，学会了走、跑和说话，更重要的是他们学会了怎样坚持或放弃，也就是说开始"有意志"地决定做什么或不做什么。这时候父母与孩子的冲突很激烈。一方面，父母必须承担起控制儿童行为使之符合社会规范的任务，即使其养成良好的习惯，如训练儿童大小便，使他们对随地大小便感到羞耻，训练他们按时吃饭、节约粮食等。另一方面，儿童开始有了自主感，他们坚持自己的进食和排泄方式。所以训练良好的习惯并不是一件容易的事，这时儿童会反复用哭闹，甚至对着干的方式来对抗外界的控制，父母绝不能听之任之、放任自流，这将不利于儿童的社会化。反之，若过分严厉又会伤害儿童自主感和自我控制能力。如果父母对儿童的保护或惩罚不当，儿童也会对自我产生怀疑，并感到羞愧。因此，把握住"度"的问题，才有利于儿童人格内部形成意志品质，平衡"自主"与"羞愧"的冲突。

埃里克森认为4—6岁是主动对内疚的阶段。如果父母鼓励孩子的独创性行为和想象力，积极支持孩子的游戏和智力活动，那么孩子就有一种健康的独创性意识；相反，如果父母讥笑孩子的独创性行为和想象力，认为孩子的活动是愚蠢的，那么孩子就会对自己的活动缺乏信心和自主性，容易产生内疚感。3—6岁的孩子在与成人和同伴的交往中开始对自己的形象形成一定的看法，一直受到周围人积极评价的孩子往往会形成自信感和良好的自尊，而经常受到否定评价的孩子则容易产生自卑感和孤独感，这个时期形成的个性倾向性常常是一个人个性的核心部分。

埃里克森认为6—11岁是勤奋对自卑的阶段。儿童这一阶段基本在学校度过，要体验通过稳定的注意和孜孜不倦的勤奋来完成学业的乐趣，为了不落后于同学，必须勤奋学习，如果在学习上不断取得成就，在其他活动中也经常受到表扬和奖励，就会越来越勤奋；同时这一阶段的儿童又有害怕失败的情绪,如果在学校落后,在日常活动中又常遭到批评,就容易形成自卑感。倘若儿童获得的勤奋感战胜了自卑感,他们就会上升到另一个阶段。能力是由爱的关注和鼓励促成的,自卑感是由嘲笑或漠不关心造成的。

12—18岁在埃里克森的人格发展理论中处于第五阶段,即自我认同感对角色混乱的阶段。在这个阶段青少年追求自主性、个性化、隐私及与家人的分离,他们受到家庭以外的社会影响越来越多,对家庭的依赖越来越少。他们要应付生活中重要的问题,这是从未遇见的,他们开始思考"我是谁?""我是怎样的一个人?""我要成为什么样的人?"他们动用全部的知识来解决自己的角色定位问题,最后致力于某种生活策略,一旦做到就会获得自我认同感。同时,他们对别人的感觉和判断会产生怀疑,如不应该和"差生"交朋友、一直认为老师和家长的答案都正确的想法开始动摇。当青少年获得了积极的认同感时,就能对个人价值和信仰独立做出决定,了解自己是怎样的人,接受并欣赏自己,顺利地离开这个阶段并长大成人。但如果未获得认同感,就会产生角色混乱,不知道自己要成为什么样的人,带着消极的认同感离开这一阶段。在对认同感的寻求中,青少年会做出多种选择尝试,如变换兴趣爱好、变换朋友、变换偶像类型、变换学校等。

三、儿童青少年时期的心理健康养育

(一)学龄前的心理健康养育

学龄前儿童的情感和内心体验已经相当丰富,但他们仍不善于用语言表达自己的内心世界,主要还是通过外在的行为表现出来,或表达在游戏和艺术创作中。他们对现实的认识建立在感知水平上，而不是靠推理和假设，因而他们的行为往往是非理性的。因此，我们一定要学会理解他们，这样才能做到成人的要求和期望与儿童的发展特点相符合，帮助他们解决好问题。例如，上幼儿园或小学时，对于适应慢、有退缩倾向的儿童，应让其提前做好充分的心理和行为上的准备，循序渐进地适应新环境，而不是将儿童强行推入新环境。学龄前是身心发展的敏感时期，是认知、社会化、自信及个性形成的基础时期，任何不恰当的抚养和教育都会对其今后的发展造成损害，甚至造成长期的不良后果。我们应注重儿童发展创造性思维而不是机械学习，积极发展与外界的社交、社会适应能力而不是与人隔绝，重视为个性发展创造良好的氛围。

（二）学龄期的心理健康养育

家庭环境是影响儿童个性形成的主要因素。母爱对儿童个性的正常发展至关重要，特别是在生命早期，母亲对孩子爱抚、母子之间的交流、母子间依恋关系的建立等，对儿童发展的影响不容忽视。那些从小缺乏母爱的儿童，长大后往往孤僻、任性、不合群。

家长的抚养态度和教育方式在儿童个性的最初形成中起决定性作用。父母如果经常对孩子发脾气或打骂讥讽，那么孩子就会形成爱发脾气、对什么都反抗或是胆小退缩的两极性格；父母双方对孩子的态度不一致，如对孩子的同一种行为（如撒谎），一方表现为无所谓，而另一方予以严厉惩罚，孩子会产生是非混淆，容易形成不诚实、两面讨好的性格。表12-2显示父母对孩子的态度与儿童个性倾向间所存在的一定关系。父母是孩子的榜样，儿童在成长中有一个与父母求同的过程，即模仿父母的形象和行为，家长的个性特点在潜移默化地影响孩子的性格

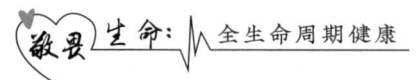

形成，例如父母个性急，其孩子往往也缺乏耐心。

表 12-2 父母态度与儿童个性倾向的关系

父母态度	儿童个性倾向
民主	独立，合作，善于交往，机灵
过于严厉、专制	顽固，反抗，冷酷，缺乏自信或依赖，服从
溺爱	幼稚，任性，依赖，缺乏独立性，情绪不稳定
过于保护	被动，幼稚，依赖，缺乏社交能力
支配性	顺从，依赖，缺乏主动性和独立性
父母意见分歧	警惕性高，两面讨好，易说谎，投机取巧
不关心	攻击，情绪不稳定，冷酷，自立
过于干涉	幼稚，被动，神经质

（三）青少年时期的心理健康养育

青少年时期是人生中最重要的转变时期，该期健康的任务重点是促进躯体和心理的健康发展，特别是要考虑到影响社会心理发展的危险因素。对青少年的健康，首先要考虑到该期转变的特点及与转变有关的问题。

这一阶段的社会心理危机包括：

1. 吸烟

大多数人的"烟龄"始于青少年时期，中国青少年吸烟状况不容忽视。青少年吸烟者成为酗酒者的概率较非吸烟者高出 10 倍，而且吸烟也是以后药物滥用的主要原因之一。青少年吸烟的常见原因有：

（1）模仿和误导：受大人和影视形象的影响，错误地认为吸烟是成熟的象征，是时髦的事情。

(2) 好奇心：看见别人吸自己也想体验一下。

(3) 反抗心理：叛逆期青少年会有故意违抗父母和老师教育的情况，把吸烟作为一种反抗行为。

2. 性行为

男性在青春期比女性更容易出现性冲动，手淫的发生率较女性高，男性手淫率在90%以上，女性手淫率在60%以上。过去，由于传统观念的影响和对性的认识不足，手淫被认为是品行不良或严重伤害身体的行为，被禁止，但这往往导致青少年心理紧张，反而难以控制，以致过度手淫，带来很大的心理压力，进而导致个体焦虑、自尊心受损甚至是社交障碍，所以我们要正确看待青春期的手淫行为，不能简单粗暴地指责，要耐心引导。十几岁的青少年已经开始对异性产生兴趣，对青少年的性行为应进行正面的性知识教育，加强自身修养，鼓励青少年男女之间的积极活动，正确对待与异性的交往。性知识教育不应是单纯地了解性生理知识，而应是知道如何处理性行为中的问题，如采取避孕措施、早孕检查等，避免和减少性传播疾病、少女妊娠和成为少年父母。

3. 离家出走

青少年离家出走的现象越来越成为社会、学校和家庭关注的问题。虽然真正出走的比例不算高，但消极的影响不容忽视。青少年自尊心和独立性明显增强，而且探索欲较强，对外界好奇，因此，当对家庭和学校产生不满或是受到外界的诱惑时，就会萌生离家出走的想法，甚至付诸行动。直接的原因包括逃避家长或老师的批评，在家中被粗暴地对待，因父母过度干涉或家庭不和而对家庭产生不满，自身受社会负面因素引诱，等等。

4. 心理健康危机

焦虑、沮丧或抑郁是常见的青春期情绪问题，如果不能恰当地表达出来，则往往反映为外在的行动及躯体功能的异常，如头痛、疲倦、失眠、消化道症状等，自杀是最严重的心理健康危机。

通常来说，青少年的情绪、情感具有以下特点：

（1）情绪反应强烈，富有激情与热情。会为目标和理想不惜代价，也常会因为小矛盾激动而冲动、伤人。

（2）情绪比较脆弱，容易波动，如受到挫折容易沮丧、紧张和焦虑。

（3）情感容易走极端。如受到赞扬或成功时容易骄傲、沾沾自喜，受到批评时容易灰心丧气，失败时容易自卑，爱憎分明。

（4）内心体验更加深刻。有时会陶醉于憧憬和幻想之中，但若陷于消极情绪中不能自拔则会产生心理失衡、精神障碍。

（5）更加内隐，不愿外露。随着对情绪控制能力的增强，青少年会掩饰自己的感受，尤其在青春晚期，不愿意向别人透露自己的内心感受，因此若消极情绪不能被及时察觉，则会造成严重的后果，如自杀、伤人。成人应尊重青少年的独立性和自尊，不宜干涉过多、过细；充分调动他们学习的积极性，帮助他们学会调控自己的情绪，尊重别人；主动与他们交流沟通，增加相互信任；进行适当的性知识教育，使其坦然面对异性，与异性正常交往。

（胡霄　四川大学华西第二医院）

第十三讲

不孕不育症与辅助生殖技术：
『试管婴儿技术』的临床
应用与思考

第十三讲　不孕不育症与辅助生殖技术："试管婴儿技术"的临床应用与思考

不孕不育症是由多种病因导致的生育障碍，指一对夫妇1年以上未采取任何避孕措施，性生活正常却没有成功妊娠，对女性称为不孕症，对男性则称为不育症，是育龄夫妇面临的生殖健康不良事件。据世界卫生组织统计和测算，全世界每6个育龄人口中约有一人在其一生中经历不孕不育症，不同人种和地区间不孕不育症的发生率无明显差异。不孕不育症已成为全社会广泛关注的生殖健康问题。辅助生殖技术的出现和应用为不孕不育症的治疗提供了新的途径。

一、自然妊娠的建立

了解人类生殖系统及自然妊娠的建立过程是认识不孕不育症的基础。自然妊娠建立的三要素包括成熟卵子、足够数量的活动精子、生殖器官具备正常的结构与功能。任何影响正常精子、卵子形成及生殖器官结构或功能的因素都可能导致妊娠失败。

二、不孕不育症的分类和病因

不孕不育症分为原发性不孕不育症和继发性不孕不育症两大类。既往从未妊娠过，没有采取任何避孕措施而没有妊娠的，属于原发性不孕不育症；既往曾经妊娠过，之后没采取任何避孕措施，连续1年没有妊娠的，则属于继发性不孕不育症。男女双方或单方因素都可能导致不孕不育症。不孕不育夫妇中，女方因素约占40%，男方因素占30%－40%，另有约10%－20%为不明原因。

（一）女性因素

1. 盆腔因素

盆腔因素是我国女性不孕症，特别是继发性不孕症的最主要原因。具体病因包括：

（1）输卵管及其周围病变：如慢性盆腔炎症、盆腔结核等所致的输卵管梗阻、输卵管周围粘连、输卵管积水、盆腔粘连等。

（2）子宫体病变：如子宫内膜病变、子宫肌瘤、宫腔粘连等。

（3）子宫颈因素：如宫颈松弛、宫颈病变等。

（4）子宫内膜异位症：如卵巢巧克力囊肿、子宫腺肌症等。

（5）先天发育畸形：如双子宫、纵隔子宫、先天性输卵管发育异常等。

2. 排卵障碍

排卵障碍指各种原因导致的卵泡发育或卵子排出障碍，约占女性不孕症的 25%～35%，常见病因包括：

（1）下丘脑、垂体病变：下丘脑－垂体产生的促性腺激素释放激素及促性腺激素是调控卵泡发育的基础，下丘脑、垂体病变，如高催乳素血症、垂体腺瘤等可引起下丘脑－垂体调节卵巢功能异常，导致卵巢无周期性卵泡发育、成熟及排卵。

（2）卵巢病变：如多囊卵巢综合征、早发性卵巢功能不全、先天性性腺发育不全等。

（3）过度肥胖和消瘦、过度运动、进食障碍等导致的闭经。

（4）其他内分泌疾病：如甲状腺功能减退、肾上腺疾病等均可导致下丘脑－垂体－卵巢轴功能异常，引起排卵障碍。

有些排卵障碍的病因是持续存在的，如下丘脑、垂体病变；有些是

第十三讲　不孕不育症与辅助生殖技术："试管婴儿技术"的临床应用与思考

动态变化的，如多囊卵巢综合征，在调整生活方式、减重后可能恢复排卵；部分人由于精神紧张、生活环境变化等也可能出现暂时性排卵异常。因此对于排卵障碍患者，应通过专业评估明确排卵障碍的原因，进行针对性治疗。

（二）男性因素

导致不育症的男性因素主要包括男性性功能障碍和（或）精液异常，后者包括先天或后天原因所致的精液异常，可表现为无精子症、少弱精子症、畸形精子症或单纯性精浆异常。

（三）不明原因

不明原因不孕不育指有规律性生活1年以上，通过不孕不育症常规诊断评估仍无法确定不孕不育病因的不孕不育状态，是一种生育力低下状态，男女双方因素均不能排除，占不孕不育症人群的10%－20%。可能的病因包括隐性子宫输卵管因素、潜在的卵母细胞或精子异常、受精障碍、胚胎发育阻滞、胚胎着床失败、免疫因素、遗传因素等，目前缺乏针对性的检测手段，所以难以明确病因。

三、不孕不育症的治疗

导致不孕不育的原因各不相同，治疗方法也不一样，因此应对不孕不育症夫妇双方进行全面生育评估，综合考虑不孕不育症病因、女性卵巢功能状态、治疗方案的合理性和有效性，兼顾性价比及患者意愿，尽量采取自然、安全、合理的治疗方案。

（一）期待治疗

年轻、不孕不育时间较短，且生殖系统结构和功能未见明显异常的夫妇，可考虑调整心理状态和生活方式，同时尝试自然妊娠。

（二）药物治疗

存在非卵巢早衰因素所致排卵障碍，或轻微男性因素的不孕不育夫妇，可考虑进行相应的药物治疗，从而提高自然妊娠的概率。

（三）手术治疗

当患者存在影响妊娠的器质性疾病时，如女方存在输卵管粘连、阻塞、积水或其他盆腔炎性疾病后遗症，盆腔子宫内膜异位症，子宫肌瘤等，根据病情可选择腹腔镜手术治疗；如存在宫腔粘连、子宫内膜息肉、子宫黏膜下肌瘤等，可通过宫腔镜进行治疗，以恢复正常的生殖器官结构和功能，促进生育。

（四）辅助生殖技术

临床常用的辅助生殖技术包括人工授精、体外受精－胚胎移植及其衍生技术。理论上辅助生殖技术可以治疗各种原因所致的不孕不育症，但由于辅助生殖技术本身仍存在一定局限性，且费用较昂贵，涉及诸多伦理问题，因此其并非所有不孕不育症患者的首选治疗措施，应该在生殖医学专业人员的指导下合理应用。

1. 人工授精

人工授精是指将男性精液通过非性交的人工方式注入女性生殖道内，使卵子和精子自然受精并达到妊娠目的的技术。人工授精是辅助生殖领域较早实施的技术。因操作简单、价格低廉、非侵入性，至今人工授精仍是一种较普及的常规助孕手段。具备正常发育的卵泡、正常范围的活动精子数目、女方至少一侧输卵管通畅的不孕不育症夫妇，可以实施人工授精治疗。人工授精通常根据精液的来源分为夫精人工授精及供精人工授精，根据授精部位不同可分为阴道内人工授精、宫颈内人工授

第十三讲　不孕不育症与辅助生殖技术："试管婴儿技术"的临床应用与思考

精、宫腔内人工授精等，目前临床广泛使用的是宫腔内人工授精。

1）夫精人工授精。

夫精人工授精指使用丈夫精液进行人工授精，主要用于以下情况：

（1）男方精液异常，如轻度少、弱、畸形精子症；

（2）精神、心理因素导致的夫妻双方或一方性功能障碍；

（3）子宫内膜异位症，宫颈因素导致的不孕，免疫性不孕等；

（4）不明原因不孕不育。

2）供精人工授精。

供精人工授精指采用供精者精液进行人工授精。由于使用供精助孕涉及诸多伦理问题，因此对使用供精助孕有严格管理要求。目前我国供精助孕精子一律由国家卫生健康委员会认定的人类精子库提供和管理，且夫妇双方符合以下情况之一：

（1）男方存在不可逆的无精子症，严重少、弱、畸形精子症。但需强调的是，对于输精管梗阻导致的无精症或严重少、弱、畸形精子症患者，也可通过试管婴儿技术帮助患者采用自身精子获得与其有血缘关系的后代。如患者本人坚持放弃试管婴儿技术助孕的权益，方可使用供精人工授精技术助孕。

（2）男方和（或）家族有不宜生育的严重遗传病，且拒绝行胚胎植入前遗传学检测者。胚胎植入前遗传学检测又称为第三代试管婴儿技术，对于常见染色体病及致病位点明确的单基因遗传病家庭，可通过对胚胎进行针对性植入前遗传学检测和诊断，选择不患病胚胎进行移植以获得健康后代。仅部分致病位点不明确或无法获得正常子代的遗传病，如同源染色体罗氏易位等患者需要通过供精助孕治疗。

（3）母儿血型不合，不能得到存活的新生儿。母体内产生与胎儿血型抗原不配的血型抗体，抗体经过胎盘进入胎儿体内引起溶血，常见

Rh 血型不合和 ABO 血型不合。ABO 血型不合通常不会对胎儿造成严重影响，但对于 Rh 血型不合者，如果 Rh 阴性血型母亲体内存在 Rh 抗体，严重者可能导致反复流产、死胎，必要时可选择 Rh 阴性血型供精助孕治疗，以帮助其获得健康后代。

3）人工授精禁忌证。

如不孕夫妇双方或一方存在以下情况之一，不适宜进行人工授精助孕治疗。

（1）女方不宜妊娠或妊娠将导致原有疾病加重，严重者威胁生命安全，如严重的心脏病、肾炎、肝炎等。

（2）女方生殖器官严重发育不全或畸形，不能耐受妊娠。

（3）女方双侧输卵管阻塞。

（4）一方患有急性传染病、生殖泌尿系统急性感染或性传播疾病，严重的遗传、躯体疾病或精神心理疾病。

（5）一方接触致畸剂量的射线、毒物、药品并处于作用期。

（6）一方有吸毒等严重不良嗜好。

2. 体外受精－胚胎移植及其衍生技术

体外受精－胚胎移植技术，俗称试管婴儿技术，是指将不孕不育症夫妇的卵子和精子取至体外，在体外培养系统中受精并使其发育成胚胎后，再将胚胎植入宫腔内以实现妊娠的技术。人们早在十九世纪便开始了对体外受精技术的探索，但由于受到医学技术发展的限制，直到 1978 年世界首例"试管婴儿"Louise Brown 才在英国诞生，之后人类体外受精－胚胎移植技术进入稳定发展期。1984 年世界首例采用冷冻胚胎移植技术的婴儿出生。1990 年 Handyside 对高风险 X 连锁隐性遗传病患者行胚胎活检和性别诊断并获得健康婴儿，标志着胚胎植入前遗传学诊断技术（PGD）正式进入临床应用。1992 年利用卵胞浆单精子

第十三讲　不孕不育症与辅助生殖技术："试管婴儿技术"的临床应用与思考

注射（ICSI）技术获得妊娠。体外受精-胚胎移植及其衍生技术的成功应用均为体外受精-胚胎移植技术发展的重要标志。2010年，Robert Edwards教授因其为人类辅助生殖技术发展做出的巨大贡献获得了诺贝尔生理学或医学奖，此时距离Louise Brown出生已有33年，期间已有约400万个婴儿通过该技术诞生。体外受精-胚胎移植技术成为现代医学发展的里程碑。

我国体外受精-胚胎移植技术起步于二十世纪八十年代。二十世纪九十年代后，通过加强与国外的交流、推进国内团队的培训和建设，我国的体外受精-胚胎移植技术进入快速发展时期。

目前临床常用的体外受精-胚胎移植及其衍生技术主要包括三类：常规体外受精-胚胎移植技术、卵胞浆单精子注射技术、胚胎植入前遗传学检测技术。以上三项技术国内分别俗称为第一、二、三代试管婴儿技术，各项技术适用人群及技术流程不同，不代表技术先进性或成功率的差异。

1）体外受精-胚胎移植技术。

此技术主要适用于以下情况：

（1）输卵管因素不孕：输卵管异常是女性不孕最常见的病因，包括各种原因导致的输卵管梗阻、粘连及积液等，输卵管结扎或切除后，输卵管妊娠术后，输卵管阻塞修复整形术后，因盆腔炎症或手术导致盆腔严重粘连等。

（2）排卵障碍：如多囊卵巢综合征患者，经过反复促排卵治疗仍未能妊娠者，可考虑体外受精-胚胎移植助孕。

（3）中、重度子宫内膜异位症：子宫内膜异位症患者约40％合并不孕，子宫内膜异位症是导致女性不孕的重要原因。经药物保守治疗或手术治疗仍未能妊娠者，可考虑体外受精-胚胎移植助孕治疗。

（4）男性因素：包括轻中度的少、弱、畸形精子症，行夫精人工授精未能妊娠者。但严重的少、弱、畸形精子症或梗阻性无精症患者，因精子数量无法达到常规体外受精标准，需进行卵胞浆单精子注射助孕。

（5）不明原因不孕不育：经过全面排查，不孕不育原因仍不能明确，且行夫精人工授精仍未能妊娠者。对这类患者，行体外受精-胚胎移植，在治疗的同时还具有诊断价值，如发现卵子异常、受精障碍、卵裂障碍或胚胎发育异常等。

2）卵胞浆单精子注射技术。

卵胞浆单精子注射技术是指取出卵子后，使用显微操作技术将精子注射到卵子胞质内使卵子受精，体外培养到早期胚胎再放回母体子宫内发育着床（图13-1）。

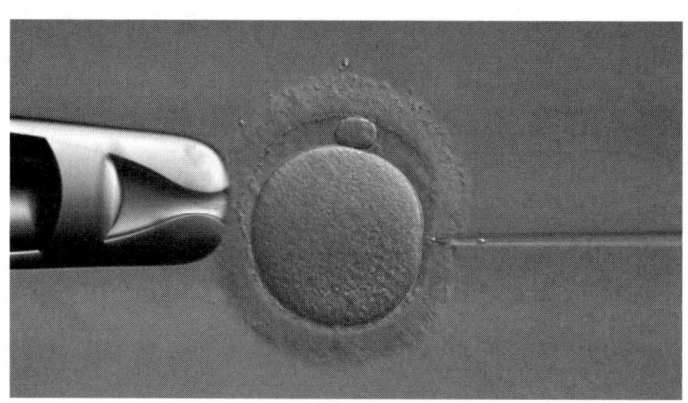

图13-1　卵胞浆单精子注射技术

卵胞浆单精子注射技术是男性不育症最有效的治疗方法。自1992年世界第一例不孕不育夫妇成功使用卵胞浆单精子注射技术获得健康后代以后，卵胞浆单精子注射技术就受到了全世界的关注。卵胞浆单精子注射操作是一项侵入性技术，操作过程中可能会对卵母细胞造成损伤。迄今为止，尽管已有数以万计的健康婴儿通过卵胞浆单精子注射技术诞

第十三讲 不孕不育症与辅助生殖技术:"试管婴儿技术"的临床应用与思考

生,但仍有很多不确定的子代风险需要生殖医学专家去探索。因此,在临床中仍要谨慎使用此项技术。卵胞浆单精子注射技术的主要适用情况包括:

(1) 严重少、弱、畸形精子症:卵胞浆单精子注射技术在理论上仅需要数个精子即可完成受精、妊娠,因此卵胞浆单精子注射技术是严重男性因素不育患者的最有效治疗方法。对于圆头(顶体缺乏)精子或完全不活动精子患者,卵胞浆单精子注射技术也是唯一的治疗方法。

(2) 梗阻性、非梗阻性无精症:此类患者如经附睾或睾丸手术可获得成熟精子,也可通过卵胞浆单精子注射技术助孕。

(3) 可能存在精卵结合障碍的患者:如对长期不明原因不孕不育症患者,不排除存在受精障碍,或前次常规受精失败者,利用卵胞浆单精子注射技术可改善受精情况而实现妊娠。

(4) 胚胎植入前遗传学检测:需进行胚胎植入前遗传学检测的患者,为避免颗粒细胞或透明带上附着精子对检验结果准确性的影响,有必要采用卵胞浆单精子注射技术。

(5) 体外成熟及冷冻保存的卵母细胞:未成熟卵母细胞体外培养成熟后,由于体外培养时间较长,透明带变硬,精子不易穿透,为保障受精应行卵胞浆单精子注射。

3) 胚胎植入前遗传学检测技术。

胚胎植入前遗传学检测指对于有遗传性出生缺陷高风险的夫妇,在常规试管婴儿治疗过程中,当胚胎在体外培养 3-6 天后,活检 1 个或数个细胞进行遗传学检测,选择正常或不致病的胚胎进行移植,以减少遗传性疾病患儿的出生。胚胎植入前遗传学检测技术早期根据临床目的不同分为胚胎植入前遗传学诊断和胚胎植入前遗传学筛查。胚胎植入前遗传学诊断主要针对事先已经明确病因的遗传性疾病患者,在植入前对胚胎进行相应遗传学诊断，主要包括单基因遗传病（如地中海贫血、遗传性耳聋等）和染色体病（如罗氏易位、相互易位等）的诊断。胚胎植入前遗传学筛查主要针对高龄、反复植入失败、复发性流产的患者，通过选择整倍体胚胎移植以改善妊娠结局。2017 年，美国生殖医学学会（ASRM）、欧洲人类生殖和胚胎学会（ESHRE）等国际学术组织共同重新规范了胚胎植入前遗传学检测相关技术的命名，现统一为：对非整倍体的检测（PGT-A）、对染色体结构重排的检测（PGT-SR），以及对单基因遗传病的检测（PGT-M）。

胚胎植入前遗传学检测技术从源头上避免了遗传性缺陷胚胎的植入，较传统的产前筛查、诊断具有明显的时间优势，且有效避免了可能的治疗性引产给母体带来的生理、心理伤害及伦理问题，因此成为预防遗传性出生缺陷的有效措施之一。胚胎植入前遗传学检测的主要适用情况包括：

（1）染色体数目异常和结构异常：染色体数目异常的夫妇均存在生出染色体异常后代的风险，可通过胚胎植入前遗传学检测技术选择正常核型胚胎移植。染色体结构异常包括相互易位、罗氏易位、倒位、复杂易位、致病性微缺失或微重复等。染色体易位是其中最常见的类型，常导致患者不孕、反复自然流产或分娩出生缺陷儿。胚胎植入前遗传学检测技术应用于染色体平衡易位患者可显著改善患者妊娠结局。

（2）单基因遗传病：通过 PGT-M 技术可对家族已知的致病基因突变进行针对性检测，选择完全正常或不患病的携带者胚胎进行移植，可以有效阻断单基因遗传病后代的出现。

（3）具有明确遗传易感性的严重疾病：夫妇任一方或双方携带有严重疾病的遗传易感基因的致病突变，尤其是有肿瘤家族史，为防止家族性肿瘤基因传递，可考虑选择 PGT-M 生育。如遗传性乳腺癌的

第十三讲　不孕不育症与辅助生殖技术："试管婴儿技术"的临床应用与思考

*BRCA*1、*BRCA*2 致病突变，可通过对胚胎进行易感基因的筛查，降低后代罹患乳腺癌、卵巢癌的风险。

（4）人类白细胞抗原（Human Leukocyte Antigen，HLA）配型：随着细胞生物学及分子生物学的快速发展，PGT-M 已从单纯避免单基因遗传病扩展到以移植造血干细胞为目的的对植入前胚胎进行 HLA 分型的非疾病性检测。对于曾生育过需要进行骨髓移植治疗的严重血液系统疾病患儿的夫妇，可通过 PGT-M 选择生育一个和先前患儿 HLA 配型相同的孩子，从新生儿脐带血中采集造血干细胞进行移植，从而救治患病同胞。目前 PGT-HLA 配型已在 β-地中海贫血、急性淋巴细胞白血病、骨髓异常增生症、Wiskott-Aldrich 综合征、骨硬化症、X 连锁的慢性肉芽肿疾病等疾病中成功应用。

（5）不明原因反复自然流产：胚胎染色体异常是导致自然流产的最常见原因，对于夫妇染色体核型正常、反复自然流产 2 次及以上者，也可通过 PGT-A 选择整倍体胚胎进行移植以降低再次流产风险。

（6）部分不孕不育人群：如女方高龄（年龄≥38 岁）及不明原因反复体外受精-胚胎移植种植失败患者。胚胎染色体非整倍体是导致反复流产及高龄女性不良生育结局的重要原因之一，PGT-A 技术通过对植入前胚胎进行染色体整倍性筛查，选择染色体整倍体胚胎进行移植，可能改善反复种植失败患者及高龄女性的妊娠结局，但胚胎存在嵌合体及检测技术局限性等问题仍不容忽视。因此 PGT-A 在上述人群中的临床应用还存在一定争议，仍需更多高质量研究进一步验证。

3. 其他辅助生殖技术

其他辅助生殖技术包括胚胎、配子、性腺组织冷冻及解冻技术，未成熟卵母细胞体外成熟技术，卵子体外激活技术，胚胎辅助孵化技术等。

4. 辅助生殖技术的常见并发症

1)卵巢过度刺激综合征(Ovarian Hyperstimulation Syndrome,OHSS)。

OHSS是促排卵治疗引起的严重并发症,以卵巢增大、血管通透性增加、第三体腔积液及相关的病理生理过程为主要特征,严重时可危及患者生命。接受试管婴儿促排卵治疗的患者中OHSS发生率约为23%,其中中度OHSS发生率约为3%-6%,重度OHSS发生率约为0.1%-2%。OHSS的典型临床表现为不同程度的腹胀、恶心、呕吐、腹泻,体重快速增加,少尿或无尿,血液浓缩,血容量不足,电解质紊乱,胸腔积液,心包积液,腹腔积液,伴血栓形成风险的高凝状态及多器官功能衰竭,严重时可危及生命。本病是自限性疾病,通常病程持续2周后可自行缓解,但如果妊娠,病程可延长至20-40天,且症状更严重。

因本病发病机制尚不清楚,缺乏有效针对性治疗,临床上以预防为主、治疗为辅。多年来人们一直寻求某些与OHSS发病相关的因素,目前认为OHSS的发生与卵巢高反应相关。卵巢高反应是指在促排卵治疗中,卵巢对促排卵药物过度反应,诱发大量卵泡同时发育,体内雌激素异常增高,导致生殖系统乃至全身应激状态变化。卵巢高反应与年龄、多囊卵巢综合征、多囊卵巢、低体重或低体重指数、免疫敏感性等有关。由于OHSS缺乏针对性的治疗措施,因此预防OHSS的发生比治疗OHSS更加重要。对于患者而言,在专业医生的指导下合理规范使用促排卵药物及卵泡监测,避免非医学指征的盲目促排卵是防止OHSS的重要措施。

2)异位妊娠。

异位妊娠俗称宫外孕,是妇科常见急症之一,严重时可危及患者生命。在自然妊娠中,异位妊娠的发生率约为1%-2%。在辅助生殖技术

第十三讲　不孕不育症与辅助生殖技术："试管婴儿技术"的临床应用与思考

治疗中，由于促排卵及体外受精－胚胎移植等技术的应用，常有超过1个卵泡发育，而在体外受精－胚胎移植过程中常移植2个胚胎，异位妊娠的发生率升高至1％－5％，显著高于自然妊娠。

　　导致辅助生殖技术治疗中异位妊娠发生率升高的原因较多，其中输卵管基础病变是重要原因。采用辅助生殖技术后发生异位妊娠的患者中，80％以上存在输卵管病变，如输卵管炎症、慢性盆腔炎等均可导致输卵管结构和（或）功能异常。在体外受精－胚胎移植过程中，虽然胚胎直接放入宫腔内，但胚胎于移植后3－5天才植入子宫内膜，期间胚胎可能"游走"至输卵管。如存在输卵管炎症等导致输卵管功能异常，则"游走"进入输卵管的胚胎不能及时回到宫腔内，最终胚胎在输卵管内种植发育导致异位妊娠。此外，辅助生殖技术促排卵过程中过高的雌激素、孕激素水平可影响输卵管蠕动功能，也可能和异位妊娠发生有关。

　　异位妊娠是辅助生殖技术严重并发症之一，无有效预防措施。因此辅助生殖技术治疗后患者应遵医嘱定期随诊，以便早期发现，及时治疗，尽可能减少由于异位妊娠破裂出血导致的严重不良后果。

　　3）多胎妊娠。

　　一次妊娠同时有两个或者两个以上的胎儿形成，称为多胎妊娠。二十世纪七十年代以前多胎妊娠的发生率相对稳定。近年来，由于促排卵药物及辅助生殖技术的应用，多胎妊娠的发生率迅速增加。自1978年世界首例试管婴儿诞生以后，在辅助生殖技术治疗中，多胎妊娠发生率大幅增高。多胎妊娠已成为辅助生殖技术的严重并发症之一。辅助生殖技术中多胎妊娠的发生与宫内植入多个胚胎有直接关系，也可能与助孕过程中辅助孵出技术改变了透明带结构、功能或孵出的时间，从而导致单卵双胎发生的可能性增加有关。

　　多胎妊娠不仅会给孕妇及其家庭带来一系列心理、社会和经济问题，而且使得母婴妊娠并发症发生率明显增加，如妊娠期高血压、妊娠期糖尿病、产后出血、流产、早产、胎儿发育迟缓、胎死宫内、低出生体重儿、新生儿窒息等发生率均较单胎妊娠明显升高。多胎妊娠属于高危妊娠范畴。不孕不育症治疗的目的不仅仅是获得妊娠，更重要的是获得安全的妊娠和健康的新生儿。

由于多胎妊娠对胎儿及母体存在潜在危害，因此减少医源性多胎尤为重要。最新研究表明，随着辅助生殖治疗方案及胚胎培养体系的不断优化，单个冷冻胚胎移植的累积出生率与双胚胎移植基本一致。且选择性单胚胎移植可以减少早产和多胎妊娠风险。成本-效益分析也提示单胚胎移植远优于双胚胎移植。因此行选择性单胚胎移植已成为全球生殖医学领域的共识和主流，健康、单胎、活产才是辅助生殖技术的最终目标。

5. 辅助生殖技术的伦理问题

人类辅助生殖技术的应用不仅成功地从技术上解决了不孕不育等长期困扰医学界的难题，为无数家庭带来了欢乐，还极大地促进了医学基础研究和临床应用研究的发展。但是，作为一项发展迅速且与新生命诞生密切相关的新技术，其所带来的伦理问题也引起了社会各界的高度关注。如何既达到预期的生育目的，又不违背社会伦理道德，已成为人们探讨的热门问题。

辅助生殖技术临床应用的全过程均与生殖伦理密切相关，如高龄女性的助孕问题。近年来随着我国生育政策的调整，越来越多的高龄夫妇选择接受辅助生殖技术治疗，其中包括高龄失独家庭。但高龄是女性不孕、妊娠失败、胎儿畸形、死产和产科并发症的危险因素，而且高龄女性所生育的孩子还面临抚养、教育及身心健康等一系列问题。当以上权利与风险出现严重冲突时，如何平衡与选择便是生殖伦理领域该需思考的。再比如供精人工授精技术，虽然该技术是治疗男性不育中应用时间

第十三讲　不孕不育症与辅助生殖技术："试管婴儿技术"的临床应用与思考

很长的辅助生殖技术，但仍涉及众多无法回避的问题，如子代知情权问题、遗传病风险、子代近亲婚配可能性，以及因亲缘关系产生的家庭内部矛盾等。供精人工授精技术改变了以血缘为基础和纽带的传统亲子关系，从而可能引发一系列伦理与法律等方面的社会问题。同样，配子（精子和卵子）捐赠、胚胎冷冻、促排卵治疗、多胎妊娠减胎及胚胎植入前遗传学检测等辅助生殖衍生技术也面临多种伦理问题。在辅助生殖技术应用过程中，诸如此类的伦理问题贯穿始终。

鉴于此，我国于2003年修订并颁布了《人类辅助生殖技术和人类精子库伦理原则》，提出有利于患者原则、知情同意原则、保护后代原则、社会公益原则、保密原则、严防商业化原则及伦理监督原则共七项人类辅助生殖技术伦理原则。这是结合我国目前辅助生殖技术发展现状以及基本国情提出来的，涵盖了辅助生殖技术领域已知的伦理争议，为我国辅助生殖技术的规范发展提供了积极指导。这些伦理原则将我国的生殖医学机构纳入政府的监督与指导之下，使得辅助生殖技术得到了患者及社会的接纳与信任。只有技术与伦理协调一致，才能最大限度地保障辅助生殖技术的合理应用和健康发展。

此外，通过公正的社会舆论引导普通公众正确地认识辅助生殖也是促进辅助生殖技术健康应用和发展的重要基础。正确的社会舆论可以加深民众对新事物的认可，促进新事物健康、快速地发展，反之，可阻挠甚至扼杀新事物的发展。客观、公正地做好辅助生殖技术宣传工作，深度解析辅助生殖技术中所遇到的伦理问题，使全社会对该技术的发展和应用有科学的认识，不仅有利于辅助生殖技术的长远发展，而且可以促使其更好地服务于整个社会。

（罗珊　张龙　四川大学华西第二医院）

第十四讲

生育力保存与患者获益：
高风险下生命火种的延续

第十四讲 生育力保存与患者获益:高风险下生命火种的延续

2022年,以色列希伯来大学与纽约西奈山伊坎医学院等的研究者发表在 *Human Reproduction Update* 上的一篇 Meta 分析表明,男性生育力正在呈断崖式下跌。既往该研究团队在 *Human Reproduction Update* 上发表过相关文章,其通过对1973年到2011年间来自北美、欧洲、澳大利亚和新西兰的约43000名男性研究发现,精子总数和浓度下降了50%—60%,平均精子浓度每年下降1.4%,平均每年精子总数下降1.6%。本次研究进一步扩大了人群范围,在上次研究的基础上又新增南美洲、中美洲、亚洲、非洲的数据,使得数据更加完善与可靠,更加贴合全球情况。研究者对1981年到2019年间国际上公开发表的与男性精液质量相关的论文进行分析,数据共涵盖6大洲、53个国家超过223项研究,共5万多名男性的精液样本,发现在此期间男性平均精子总数下降62.3%,平均精子浓度下降51.6%,另一数据表明精子质量正在呈持续下降趋势,且下降速度加快,2000年前精子质量下降速度约为每年1.16%,而在2000年后下降速度翻倍,已达每年2.64%。由此可见,生育力逐年加速下降,正在威胁着人类的生存。

目前虽然缺乏中国大规模不孕不育患病率数据,但在区域研究中,育龄女性不孕患病率总体呈上升趋势。对于男性而言,华东师范大学、南方医科大学等的研究者2021年发表的一篇文章指出,从1984年到2019年,育龄男性精子浓度呈下降趋势。湖南省人类精子库统计了2001年到2015年3万多名捐献志愿者的精子质量,除了精子浓度显著下降,正常形态的精子比例从31.8%下降到10.8%,前向运动精子数量从$34 \times 10^6 /mL$下降到$21 \times 10^6 /mL$。此外,我国人口开始出现负增长。这些都对社会生产和经济发展产生了持久而深远的影响。

除提高生育相关疾病诊疗水平等解决生育问题的措施外，生育力保存为人类存续健康的生育力提供了另一种解决方案。2015年，澳大利亚一对夫妇用23年前丈夫冷冻的精子成功生育了自己的孩子，这位父亲在15岁时被诊断为霍奇金淋巴瘤，因病情需要进行化疗，由于化疗可能对男性生殖功能造成不可逆的损伤，因此他在治疗之前进行了精子保存。23年后，在辅助生殖技术的帮助下他如愿拥有了自己的孩子。有人开玩笑地说这个孩子一出生就23岁，因此被称为"最老"婴儿！这一纪录得到了吉尼斯世界纪录的官方认证——世界上保存时间最长的可以生育的精子！诸如此类的生育奇迹，都要归功于生育力保存技术的快速发展。生育力保存已成为全球技术创新及临床研究的热点。

一、男性生育力保存

谈及男性生育力保存，首先要了解何为男性生育力。男性生育力是指育龄男性产生精子及精子受精的能力，且能够使其配偶在一定时间（月经周期）内妊娠的能力或概率。而生育力保存就是指通过冻存男性精子或睾丸组织以预防未来生育风险，并借助人类辅助生殖技术助孕达到生育目的的技术和方法。从生育力保存定义可以看出，冻存技术在其中发挥了极为重要的作用。谈及精子冻存技术，最早可追溯到1776年，意大利Spallanzani首次观察到人的精子在雪中冷冻后，通过适当方法复温后，部分精子仍能恢复活力，可以看出早在十八世纪精子冻存技术的种子便有了萌发的迹象。十九世纪中期，Mouteyazza在$-15℃$的条件下冻存精子取得成功后，萌生了冻存战争期间赴前方打仗士兵的精子，以备其牺牲后运用冻存的精液供其妻子受孕的想法，因此首次提出"精子库"的概念，倡导建立冷冻精子库，但限于当时条件，低温冷冻的精

第十四讲 生育力保存与患者获益：高风险下生命火种的延续

子大多死亡，精子复苏效果不理想，难以实际应用。但这并没有阻碍精子冻存技术发展的步伐。精子冻存技术早期的研究主要集中在动物身上，科学家们试图冷存动物精子，以保护珍稀物种的基因资源，实验揭示了冷冻温度、冷冻液和解冻方法对于精子存活的影响，经过无数次的尝试和失败，研究者逐渐掌握了精子冻存的基本原理。二十世纪初，液氮在冻存方面的应用，作为一项关键性突破大大促进了精子冻存技术的发展。液氮的超低温可以减缓细胞的活动，使其处于休眠状态，从而更好地保护精子的生物学信息。尽管如此，冻存过程中低温环境对于精子的损伤还是限制了该技术的进一步发展。

为了解决低温对于精子损伤的问题，1949 年，Polge 等发现了精子冻存保护剂——甘油，精子冻存的研究再次取得了突破性发展。随后在 1953 年，Sherman 等以甘油作为冻存保护剂使得复苏后的精子存活率大大提高，并首先将冷冻精子用于临床人工授精，取得了成功。

随着技术的进步，质量控制和标准化也逐渐成为关键。因此，研究者不断制定和改良标准化的操作流程，确保每一批冻存精子的质量和稳定性。精子冻存技术的发展历程见证了科学与医学领域的伟大进步，从最初的动物实验到如今的临床应用，这项技术不断突破，为保护生育力开辟了全新的道路。因此，男性生育力保存已经成为一个跨学科的重要研究方向，涵盖了生理学、遗传学、环境学、医学技术等多个方面，旨在为男性的生殖健康提供更好的保障和指导。

尽管男性生育力保存技术处于蓬勃发展的阶段，但现阶段公众对于男性生育力保存的认知却极其有限。肿瘤本身及放化疗、手术等治疗手段会严重影响男性生育力，甚至造成不可逆性损伤，因此年轻的肿瘤患者是生育力保存的重点对象。国外一项早期关于男性肿瘤患者的调查显示：51% 的患者有生育愿望，但他们当中仅有 50% 听说过生育力保存，而最终仅有25%的患者接受了自精冻存。美国国立卫生研究院发布数据提示，15-39岁的青年肿瘤患者占肿瘤疾病人群总数的5%，随着诊断方法的完善和治疗有效性的提高，青年肿瘤人群的5年生存率超过80%。结合当下生育力保存的数据来看，虽然青年肿瘤患者中长期生存者占绝大多数，但进行生育力保存者占比却偏低。

此外，长期的抗肿瘤治疗导致患者身心健康不同程度的受损，使后续生活质量受到不良影响，所以在生存率得到改善的情况下，生活质量的改善包括对未来生育的期待成为肿瘤治疗的另一挑战。

对于未来生育力的担忧往往会加深患者的焦虑和抑郁情绪，精子冻存技术的应用则有助于减轻这些心理压力。研究表明，肿瘤患者在采取精子冻存措施后，生育顾虑和心理压力显著减轻。医学界对于肿瘤患者生育力保存的推荐由来已久，2006年美国临床肿瘤学会与美国生殖医学学会联合发布肿瘤患者生育力保存指南，随后进行了多次修订。该指南提出：医务人员应与育龄期接受治疗的患者（或与儿童患者的父母或监护人一起）讨论治疗过程中不孕不育的风险，并给予生育力保存的方法和（或）将有生育可能的患者介绍给合适的生殖医学专家。尽管治疗早期患者及其家属可能更加注重肿瘤本身的治疗，但鼓励在治疗过程中尽早告知患者生育力风险相关问题，以便提供更多的生育力保存方案。英国、澳大利亚、日本等也先后发布生育力保存指南，指南中推荐的冻存精子、睾丸组织、卵母细胞、胚胎和卵巢组织等方法为肿瘤等疾病康复者的生育需求和生殖健康提供了保障和希望。2021年，我国相关领域的多位专家学者制定了《生育力保存中国专家共识》，旨在通过设立标准化生育力保存工作流程，为临床医师提供指导和参考，更好地为患者提供科学有效的生育力保存服务，同时规范生育力保存和操作流程。

第十四讲　生育力保存与患者获益：高风险下生命火种的延续

男性生育力保存技术主要针对如下人群：

（1）肿瘤治疗前及治疗后的男性患者，对于无法获取精液的儿童，可考虑冻存其睾丸组织。

（2）取精困难者，因个人因素行辅助生殖技术但当天无法取精者及需采用手术取精者。

（3）患有影响男性生育力的自身免疫疾病者、高危职业人群。

（4）其他有生育力保存需求者：如健康人群，暂无生育计划，为以后生育做准备。

肿瘤疾病的治疗是促进生育力保存技术进步的最大动力。肿瘤对生育力的影响与肿瘤种类有关。育龄男性肿瘤患者无精子症发生率在10%−12%，显著高于一般人群，不同的恶性肿瘤患者出现无精子症的概率不同，睾丸肿瘤者和血液恶性肿瘤者较高，其他恶性肿瘤者较低。其中睾丸肿瘤（精原细胞瘤和非精原细胞瘤）影响最大，65%的患者在开始治疗前便出现少精症（$<20\times10^6/mL$），而无精子症发生率已高达13%。另有一项研究发现，33例骨髓移植前冻存精液的男性青年患者（>13岁）中，15%的患者出现少精子症，39%发生无精子症。

肿瘤的治疗方案多样，其中手术治疗、放疗、化疗对于男性生育力的不利影响是相对明确的，而免疫治疗、CAR-T等治疗对于生育力的影响还在进一步研究中。肿瘤手术治疗对于生育力的损伤源于切除双侧或单侧性腺对生殖系统的直接破坏或颅脑手术损伤下丘脑−垂体−性腺轴功能导致间接性生殖功能受损。

化疗药物种类繁多，其中以环磷酰胺为代表的烷化剂是细胞毒类化疗药物，与细胞的DNA、RNA及蛋白质中的氨基、羟基等共价结合，发生烷化反应，使细胞组成发生变异，影响细胞分裂，导致精子损伤，因此其对男性生育力危害极大。而铂类药物、抗生素类药物和抗代谢类药物等则具有一定的性腺毒性，会导致一段时间的少精子症。

放疗对于男性生育力的影响主要源于睾丸对放射线的高敏感性，睾丸是人体内对放射线最为敏感的器官之一，当放射剂量达到 0.1Gy 时即可出现精子发生障碍，0.7－2.0Gy 放射剂量会引起短暂的无精症，当放射剂量超过 2.0Gy 时可能导致不可逆的无精子症。此外，放疗对睾丸造成的损伤与年龄相关，儿童睾丸由于生精细胞尚未发育成熟，相较于成年男性睾丸对放射的耐受度更高，但在超过 6Gy 的放射剂量下仍会导致无精子症的发生。

除肿瘤导致男性生育力受损外，实际上还有许多相关临床疾病需要关注，如隐睾、睾丸扭转、精索静脉曲张、生殖系统畸形、Klinefelter 综合征和先天性肾上腺增生症等。这些疾病虽不如肿瘤凶险，但其对于男性生育力的影响不容小觑，需要早期评估，必要时及早进行生育力保存。

男性生育力保存是如何实现的呢？对于青春期前男童而言，由于其尚未开始青春期发育，睾丸组织中没有成熟的精子，到目前为止该部分患儿生育力保存还处于实验阶段，只能冻存睾丸组织或精原干细胞，以期未来通过睾丸组织自体移植或精原干细胞体外诱导培养实现生育。男性幼儿生育力保存的未来就是人工干预下的精子发生。对于青春期后或成年男性而言，通常可通过手淫取精的方式获取精液，根据精子的质量进行不同类型的冷冻，包括常规冷冻、稀少精子冷冻或单精子冷冻。当由于患者的年龄、心理或身体因素而不能进行精液采集时，可以通过睾丸穿刺取精实现精子冻存。精子冷冻技术经过多年的探索与发展，现阶段已比较成熟，根据冷冻方法可分为慢速冷冻法、快速冷冻法和玻璃化冷冻法，其中慢速冷冻法也叫精子程序化冷冻法，是目前人类精子库最常用的冷冻方式。根据冷冻生物学，精液的冷冻程序通常包括 5 个温度阶段：

(1) 温度休克阶段：温度范围为室温至5℃。该阶段温度首次出现骤降，对细胞造成的损伤称为温度休克，人类精子对于该阶段并不敏感。

(2) 潜热扩散阶段：温度范围为5℃至-5℃。该阶段胞外形成冰晶时会释放大量热量，导致温度突然升高引起精子损伤。

(3) 冰晶形成阶段：温度范围为-5℃至-15℃。该阶段大量冰晶形成并逐渐增大。

(4) 再结晶阶段：温度范围为-15℃至-80℃。该阶段可能再次形成新的冰晶，温度再次出现剧烈波动，引起精子再次损伤。

(5) 储存阶段：温度范围为-80℃至-196℃。该阶段精子新陈代谢停止，处于完全休眠状态，精子不再受到损伤，可以长期冻存。

由此可知，在精子冷冻过程中，精子会受到不可避免的冷冻损伤，为了减少损伤，需要在冷冻前添加一定比例的冷冻保护剂使精子尽可能安全地进入最终储存阶段。部分治疗后的肿瘤患者在使用冻精时会有疑问，后代是否会受自己的病情影响？有研究表明男性肿瘤生存者的后代目前尚未发现出生缺陷或者肿瘤发生率超过正常人群，除了明确的遗传性疾病外，没有证据表明肿瘤病程、肿瘤治疗或生育干预会增加后代罹患肿瘤或先天性畸形的风险。但大多数化疗药物从药理毒理机制上可诱导男性生殖细胞出现非整倍体、染色体结构异常和基因突变，并可能传播给后代，但抗肿瘤药物或放疗对于生育过程、出生缺陷、流产及后代遗传学或表观遗传学的影响尚待证实。

凡事皆具有两面性，生育力保存亦是如此，在男性生育力得到有效保存的背后，冻精使用的伦理问题值得我们深思。例如，当肿瘤患者去世，精液的归属及使用问题该如何解决？如果生育年龄过大，高龄夫妇养育幼儿的社会问题又该如何解决？青少年尚未产生精子，获取睾丸组织的损伤风险、冷冻后未来的使用不确定因素又该如何解决？相信随着生育力保存技术的进步及生育力保存观点的普及，以上问题都将迎刃而解。

二、女性生育力保存

生育力保存不是男性的专利，对于女性而言生育力保存有时显得更为重要。女性生育力保存是指对存在不孕风险的女性通过手术、药物或实验室技术保护和保存其产生遗传学后代能力的技术。女性生育力保存的适应证类似于男性，包括：

（1）女性肿瘤患者，在进行化疗、盆腔放疗、涉及卵巢的手术治疗等可能对生育力造成显著损伤的治疗前，可进行女性生育力保存。

（2）非肿瘤性疾病患者，如存在自身免疫疾病、造血干细胞移植和可能导致卵巢早衰的各种因素的女性，均建议进行生育力保存。

（3）需要推迟生育年龄的女性亦可申请生育力保存。

女性生育力保存技术主要涉及胚胎冷冻、卵子冷冻、卵巢组织冷冻及药物辅助手段等，根据国际指南及国内共识的建议：胚胎冷冻、卵子冷冻、卵巢组织冷冻为推荐的女性生育力保存技术。胚胎冷冻技术已存在几十年，技术最为成熟，通常需在放化疗或手术前刺激卵巢并取卵，进而行体外受精或卵胞浆单精子注射，在体外培养受精卵并冷冻保存胚胎，于放化疗结束后进行胚胎移植。目前冻融胚胎移植与新鲜胚胎移植的妊娠率无明显差别，是已婚育龄女性进行生育力保存的有效方法，但其局限性在于不适于未婚及青春期前的女性。此外，对于肿瘤治疗患者而言，胚胎冷冻等待时间较长，可能会延误肿瘤治疗。

卵子冷冻和胚胎冷冻一样，都是生育力保存的一线治疗方案，主要

第十四讲 生育力保存与患者获益：高风险下生命火种的延续

针对无配偶的未婚女性。卵子冷冻保存分两类：其一是成熟卵子冷冻，该过程需要刺激卵巢，可根据卵泡情况随时开始刺激，不再依赖于月经周期；另一种是未成熟卵子冷冻，如果在患者接受治疗之前没有足够的时间或有禁忌证不能行激素促排卵以获取成熟卵子，可以直接从未经激素干预的卵巢上获取未成熟卵子并实施冷冻。因此卵子冷冻的优点便是不受婚姻限制，适用于未婚女性。其缺点便是成熟卵子冷冻不适用于不能或不愿推迟治疗的肿瘤患者。MⅡ期的纺锤体极易受到冷冻的伤害，有可能出现非整倍体。虽然未成熟卵子能避免染色体损伤，但解冻后成熟率及胚胎发育率较低。

世界上第一例卵巢组织冷冻是在2004年，目前卵巢组织冷冻主要适用于青春期前的儿童或需紧急生育力保存的患者。对于肿瘤患者而言，卵巢组织冷冻或许优于胚胎冷冻与卵子冷冻，其原因是化疗对始基卵泡不敏感，生殖毒性大大降低，因此，卵巢组织冷冻有可能保留具有发育潜能的始基卵泡，从而保存女性生育力，此外还可恢复患者一定的生殖内分泌功能。对于卵巢功能衰竭的儿童而言，自体移植的卵巢皮质还可诱导青春期发育，临床意义重大。因此其优点不言而喻，适合未婚、年轻患者，无需半个月左右的促排卵，不延误肿瘤治疗，是目前最有潜力和最受关注的女性生育力保存技术。当然其缺点也很明显，就是技术尚不成熟，还伴有肿瘤细胞种植风险。

相较于男性生育力保存，女性生育力保存的选择更多，可根据患者的需求及具体的病情个性化地选择生育力保存技术。但如何优化卵巢组织冷冻及自体移植、卵母细胞体外成熟及卵泡培养体系仍是目前研究的热点和难点。

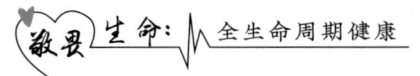

三、结语

生育力保存作为延续生命火种的有效方法，目前在国内尚处于发展期，知晓率仍然偏低，因此生育力保存的推广道阻且长。但科技所引领的生殖健康发展是可触及的，在未来，原始生殖细胞体外诱导分化技术的进一步发展将使体外精子、卵子发生成为可能，人工获取健康成熟的精子、卵子不再是梦；室温条件下长期保存精子的冻干技术的实现可使得精子冻存更经济、更实用、更安全及更环保；"人造卵巢"移植后可能恢复生育力和内分泌功能……生育力保存技术日新月异，将为人类的生育健康和生活幸福提供更多可能，人类火种和文明将生生不息。

（李定明　四川大学华西第二医院）

第十五讲

中老年人的自我保健：
论中医『上医治未病』

第十五讲　中老年人的自我保健：论中医"上医治未病"

"治未病"一词出自《素问·四气调神大论》。原书记载："圣人不治已病治未病，不治已乱治未乱，此之谓也。夫病已成而后药之，乱已成而后治之，譬犹渴而穿井，斗而铸锥，不亦晚乎！"此外，《素问·上古天真论》从情志到日常生活，指明"志闲而少欲，心安而不惧，形劳而不倦，气从以顺，各从其欲，皆得所愿"及"法于阴阳，和于术数，食饮有节，起居有常，不妄作劳，故能形与神俱，而尽终其天年，度百岁乃去"，强调人通过调节情志与日常生活而顺应社会、自然环境，从而达到身心健康的状态，最终实现长寿的目的。

一、老年医学与"治未病"

《2024年世界人口展望》表明：全球人口正在老龄化，其中65岁以上的老年人口增长率最高，预计到二十一世纪八十年代65岁以上老年人口数量将超过18岁以下的年轻人。到2054年，全球人均预期寿命可能达到77.4岁。

《国务院关于实施健康中国行动的意见》《健康中国行动组织实施和考核方案》《健康中国行动（2019—2030年）》等相关文件，在定位上，从以治病为中心向以人民健康为中心转变；在策略上，从注重"治已病"向注重"治未病"转变；在主体上，从依靠卫生健康系统向社会整体联动转变；在行动上，努力从宣传倡导向全民参与、个人行动转变。政府、社会、家庭和个人要行动起来，共担健康责任，共享健康成果。

对老年人的定义全球没有统一标准，在欧美等发达国家通常以年龄超过65岁来判定一个人迈入老年时代；而发展中国家则通常以60岁为界限。如我国 2013 年 7 月 1 日起施行的《中华人民共和国老年人权益保障法》规定：老年人是指 60 周岁以上的公民。在我国，通常采用的标准是：60 岁及以上为老年人，80 岁及以上为高龄老年人，90 岁及以上为长寿老年人。

老年医学是把老年患者作为一个整体进行综合的评估，并给予连续、全面的干预和管理，最大限度地维护和改善老年患者的健康与功能状态，促进老年患者生活质量的提高。老年医学通过研究人体衰老的原因、发生机制和发展过程，以及影响衰老的有关因素，指导完成老年保健、防治老年性疾病、提高人类平均寿命和生活质量的临床任务。

衰老的特性：

（1）普遍性。普遍性指某种衰老现象必须能在一个物种的所有个体中看到。而衰老过程普遍存在于多细胞生物中。

（2）内因性。衰老是由自身内部因素引起的，是机体必然的内在性退化过程。

（3）累积性。衰老是随着时间的推移而不断深化与发展的过程，即衰老在生物体内是逐步积累加重的。

（4）不可逆性。衰老一旦发生，常常是不可逆的。

（5）可预测性。生物的衰老过程是可以预测的。就人类而言，一般超过 65 岁的老年人，约有 30％出现各种生理功能减退。这种生理功能减退情况在平时可处于平衡状态，一旦遇到感染、外伤，以及各种内外环境改变的影响，就可因适应性改变而危及生命安全。老年人进入 80 岁以后，各方面生理功能减退更明显。

中老年人的生理改变：与青年人相比，中老年人机体内脂肪组织明显增多，水分和细胞固体成分减少；心血管系统一般从 30 岁开始衰老，心脏重量逐渐增加，左心室壁及动脉内膜逐渐增厚；人体皮肤从 40 岁

第十五讲　中老年人的自我保健：论中医"上医治未病"

开始变松变薄，皮肤各层、附属器及皮下脂肪发生萎缩，感觉功能减退；老年人视力、听力减弱，嗅觉减退；肺活量逐渐降低、残气量逐渐增加；牙龈、牙周组织退化，伴随牙齿脱落及味觉减退；胃肠道运动功能减弱，常出现吞咽困难、消化不良、便秘或大便失禁等情况。

中医认为女性在"五七"35岁之后开始逐渐衰老，男性在"五八"40岁之后开始出现衰老情况。《灵枢·天年》中记载："（人）四十岁，五脏六腑、十二经脉皆大盛以平定，腠理始疏，荣华颓落，发颇斑白，平盛不摇，故好坐。五十岁，肝气始衰，肝叶始薄，胆汁始减，目始不明。六十岁，心气始衰，苦忧悲，血气懈堕，故好卧。七十岁，脾气虚，皮肤枯。八十岁，肺气衰，魄离，故言善误。九十岁，肾气焦，四脏经脉空虚。百岁，五脏皆虚，神气皆去，形骸独居而终矣。"《素问·阴阳应象大论》记载："（人）年五十，体重，耳目不聪明矣。年六十，阴痿，气大衰，九窍不利，下虚上实，涕泣俱出矣。"

研究发现，人类40岁以前的慢性病患病率上升缓慢，其中男性慢性病患病率仅为9.9%，但40－44岁男性慢性病的患病率却突增至20.9%，可见40岁是个转折点。此外，女性40岁以后，特别是到了更年期，由于卵巢萎缩，雌激素、孕激素和睾丸素大幅减少，出现一系列自主神经、内分泌和心理紊乱，高血压、骨质疏松、动脉粥样硬化增多。世界卫生组织强调，必须在全球范围内加强对心血管疾病、肿瘤、糖尿病和慢性呼吸系统疾病的预防和治疗。而中老年人是非传染性疾病的主要罹患人群。

老年性疾病的特点：多数老年人患有慢性病；多种因素致病；老年性疾病的病因及发病机制不明；多数老年性疾病症状和体征不典型；多种疾病共存；并发症发生率高；易发生老年人脏器功能障碍综合征；出现老年综合征的表现；出现多种老年问题；存在多药共用和药物不良反

应；易发生医源性损伤；病情迁延，病程长；疾病通常难以治愈；恶化迅速，致残率及病死率高。

中国健康老年人标准（9个要求）：生活自理或基本自理；重要脏器的增龄性改变未导致明显的功能异常；影响健康的危险因素控制在与其年龄相适应的范围内；营养状况良好；认知功能基本正常；乐观积极，自我满意；具有一定的健康素养，保持良好的生活方式；积极参与家庭和社会活动；社会适应能力良好。

中医"治未病"包括未病先防，防止传变，愈后防复。世界卫生组织在《迎接21世纪的挑战》报告中指出：21世纪的医学将从"疾病医学"向"健康医学"发展；从重治疗向重预防发展；从针对病源的对抗治疗向整体治疗发展；从重视对病灶的改善向重视人体生态环境的改善发展；从群体治疗向个体治疗发展；从强调医生作用向重视患者的自我保健作用发展。两者的理念不谋而合。结合中老年人的生理病理特点，"治未病"思想的临床运用可改善中老年人群健康情况，减轻经济负担。

二、中老年疾病的中医观

中医老年医学是在中医学理论指导下，以中医药防治技术为手段，研究衰老、老年性疾病防治，以阐释人类衰老的中医学本质及生命延续规律，探讨老年人养生保健同自然环境及社会环境的交互影响的中医药学科。

（一）中医对衰老的认识

1. 脏腑虚损机制

（1）五脏虚损学说：五脏虚损学说的主要观点是人在40岁之后，

随着年龄的增长，五脏逐一虚衰，这一观点主要以《黄帝内经》为代表（详见《灵枢·天年》）。

（2）肾虚学说：这一学说在"五脏虚损"的基础上，以"肾虚"为主导地位，认为"天癸尽"和"形坏"为衰老的主要标志。

（3）脾虚学说：该学说以《素问·上古天真论》为基础，认为"阳明脉衰"是女子与男子中最早出现的衰老改变，而阳明脉的盛衰由脾胃功能决定，因此将"阳明脉衰"作为脾胃虚衰的外在反映。

2. 精、气、神虚损机制

中医认为精、气、神是人身的"三宝"，是人体赖以维持生命的重要物质基础。《素问·上古天真论》指出，人过半百而衰乃因"竭其精""耗散其真"和"不时御神"。所以，有学说认为，当人体精、气、神出现虚损时，人体也将同时出现虚损、衰老的症状。

3. 先天虚损机制

该观点认为人的寿命取决于父母的遗传，所以在出生时，人的衰老进程和寿命已经确定。《养生肤语》记载"肥瘦在母，寿夭在父"，认为人的寿命取决于父方的遗传基础。《医学源流论》中更明确地指出"当其受生之时，已有定分焉"，认为人的生命在形成时已有定数。

4. 后天虚损机制

该观点认为人的衰老发展进程和寿命长短主要取决于后天营养摄取是否得当。《养性延命录》记载"我命在我，不在于天""人生而命有长短者，非自然也，皆由将身不谨"，《素问病机气宜保命集》记载"修短寿夭，皆自人为"，把后天保养提到了延长寿命的首要位置。

5. 阴阳失调机制

该观点认为人体在增龄过程中出现的阴阳偏盛偏衰而导致的阴阳失调是早衰的重要作用机制。《素问·阴阳应象大论》有载："能知七损八益，则二者可调，不知用此，则早衰之节也。"中医认为阴阳平衡可延缓生理衰老、预防疾病、防止病理性衰老，若阴阳失调，人体就会出现早衰。

6. 气运失常机制

中医认为人体之"气"以特定的方向运行者，其运动表现形式为升降出入。《素问·六微旨大论》有载，"出入废则神机化灭，升降息则气立孤危"，认为体内元气的运行失常，可导致人体内环境的严重紊乱，升降出入的各种生理功能失调，将对生命构成严重威胁，从而导致疾病、衰老和夭折。《世医得效方》中记载，"人之有生，血气顺则周流一身，脉息和而诸疾不作，血气逆则运动滞涩，脉息乱而百病生"，由此可见，气血阻滞不通是导致衰老和许多疾病产生的病机所在。

（二）中医对老年性疾病病机的认识

1. 脏腑渐衰，以虚为本

老年性疾病在老年人脏腑渐衰、阴阳渐虚的基础上发展而来，"以虚为本"是老年性疾病的根本病理特点。"虚"指的是以人体正气不足为主要改变的一种病理变化，包括人体功能不足、抗病能力低下、内脏实质损害，以及营养物质匮乏等。人体正气是指在疾病过程中具有驱邪、抗邪、运化气血津液及修复人体损伤作用的眼睛无法看到的一种物质。《素问遗篇·刺法论》记载"正气存内，邪不可干"，《素问·评热病论》记载"邪之所凑，其气必虚"。

2. 本虚标实，虚实夹杂

老年人的脏腑、阴阳、气血随着年龄的增加逐渐虚损，将导致老年性疾病在发病初始阶段就缺少正气抵抗，正邪对峙中就有正气亏虚、邪气充实的表现。此外，老年人腠理不致密容易被外邪入侵，脾胃功能虚弱常引起积滞内生，年老志衰而内伤七情，以及阴阳失调、内生邪气可致疾病。正虚无力运血化津，则血停为瘀、津凝为痰，终致痰瘀互结为患；无力抗邪，则邪乘虚而入易传变；无力修复，则气血乏源而阴阳易竭。

3. 气血虚损，阴阳失调

人体气血具有营养脏腑、维系机体正常生理功能的作用，气血在人体生命活动中不断消耗，同时又不断从饮食中得到补充。而老年人阳气虚衰、阴气不足，阴阳失调，脾胃功能不足，气血消耗量大于补充量，所以抵御病邪的能力低下，易于发病且相较于年轻人更难以康复。

4. 正虚邪实，易生传变

老年人脾气亏虚，容易被肝木之气侵犯，从而出现脾不健运之嗳气吞酸、纳呆脘胀、呕吐泄泻等证。此外，老年人在遇外感病邪，可由于外感病邪太盛或正气亏虚，病邪传变异常而导致疾病暴发性突变：来势猛，病情危重。

（三）中医对老年性疾病的防治原则

1. 整体施治

整体观是中医认识疾病、治疗疾病的主要理念，对于老年性疾病，整体施治就需要抓住疾病本质进行针对性治疗。老年人因脏腑亏损、气血不足、抗病能力差，常表现出脏腑亏虚、阴阳失调、虚实夹杂、病多传变的特点。所以治疗时应当采取"急则治其标、缓则治其本"的方法。

2. 扶正为主

对于老年人而言，因其脏腑亏损、气血不足、抗病能力差，治疗疾病时应当以扶正治疗为主，必要时予以适当的驱邪治疗，争取做到扶正

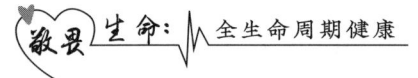

而不留邪，驱邪而不伤正气的效果。

3. 三因制宜

老年人脏腑虚衰、阴阳失调，但个体体质的强弱仍有所不同，加之四时气候的变化、所处地域的差异、所患疾病及证候的差别，治疗时当结合个体、时机、地域选择最适宜的治疗方法和药物。

4. 防治结合

未病先防，针对有可能发生疾病的个体和群体，在疾病未发生之前，预先采取必要的预防措施，避免疾病的发生。有病早治，在疾病无明显症状之前采取措施，治病于初始，避免机体的失衡状态继续发展。既病防变，指针对已患某些疾病的老年人，当结合其体质的特异性及时治疗，防止恶化，改善其生活质量。

（四）老年人的中医调养

对于老年人来说，调养主原则是平和心态、多动脑、谨慎饮食。

1. 寒温适度

人处在自然界之中，机体的生理功能会随着自然界气候变化而改变。在外界气温很高时，老年人因为腠理不固可能出现出汗过多的情况，从而导致机体丢失大量水分，血液黏度增高，此时容易诱发脑卒中、心肌梗死等疾病。相反，寒冷会引起机体微循环障碍、小血管痉挛，外周阻力增大，从而导致血压升高、心脑血管疾病的发生风险增加。在秋季，早晚气温较低、中午气温较高，如果不加留意，就容易受凉而导致感冒、慢性气管炎急性发作等。

老年人阳气日衰，而人的脾脏又喜暖恶冷，所以此阶段可食用温热之品护持脾肾，尽量少进食生冷食物，以免损伤脾胃，但亦不宜温热过甚，以"热不灸唇，冷不振齿"为宜。

第十五讲 中老年人的自我保健：论中医"上医治未病"

2. 饮食有节

"高年之人，真气耗竭，五脏衰弱，全仰饮食以资气血"，老年人精气减少，脏腑功能逐渐衰退，饮食当荤素搭配、营养均衡。老年人脾胃运化功能减弱，所以饮食宜清淡，可多进食鱼、红肉、豆类及新鲜蔬菜水果，不宜吃油腻、过甜、过咸的食品。"尊年之人，不可顿饱，但频频与食，使脾胃易化，谷气长存"，提倡老年人少食多餐。老年人可多食粥，"盖晨起食粥，推陈致新，利膈养胃，生津液，令人一日清爽，所补不小"。粥不仅容易消化，且益胃生津，对老年人的脏腑尤为适宜。

3. 起居有常

《素问·上古天真论》载："上古之人，其知道者……起居有常……尽终其天年，度百岁乃去。"张隐庵说"起居有常，养其神也，不妄作劳，养其精也。夫神气去，形独居，人乃死。能调养其神气，故能与形俱存，而尽终其天年"，提倡人的生活作息应当顺应自然界的规律，以利于健康。

4. 情志调畅

《寿世保元·延年良箴》载有"谦和辞让，敬人持己，可以延年"，《万寿丹书·养老》倡导"养老之法，凡人平生为性，各有好嗜之事，见即喜之"，因此对于老年人而言，乐观积极、培养自身兴趣爱好十分重要。罹患疾病者更应当树立战胜疾病的信心，积极主动地配合治疗，尽快恢复健康。

此外，劳逸结合、定期检查、合理用药对老年人的健康也十分重要。

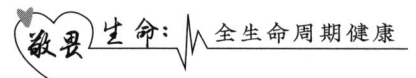

三、中医"治未病"思想的应用

中医养生就是应用"治未病"思想,在中医基础理论指导下,针对个体具体体质等情况,选择适当的调养方法以达到强身健体、预防疾病、益寿延年的目的,具体形式主要包括养精神、适寒温、调饮食、塑形体、慎房事等。

(一)饮食养生

中老年人随着年龄增加,脾胃功能逐渐虚损,故饮食中应当注意荤素搭配、营养均衡;加之中老年人味觉不同程度减弱,故饮食中应减少盐分摄入,防止盐分摄入过多而增加心肾代谢负担,引起高血压。肉食可选用鸡肉、鱼肉、兔肉、羊肉、牛肉、猪瘦肉等含蛋白质较多的食物,以补充机体消耗。增加新鲜蔬菜、水果摄入,有利于保护心血管系统;因消化功能较弱,每天可多餐少食,每餐七八分饱最宜。齿为肾之余,老年肾衰故牙齿多不好,因此老年人宜进食软质易消化食物。年老多虚,而阳虚居多,所以老年人的食物可适当更热一点,不仅可补充阳气,还可改善口感。

(二)运动养生

运动可改善新陈代谢及气血流通,而随着年龄增加,中老年人运动功能逐渐减弱,所以中老年人在运动时,应当选择适合自身的项目。中医传统保健运动,如太极拳、八段锦、五禽戏就很适合中老年人,持之以恒、循序渐进、劳逸结合地运动可有效改善中老年人的体质,达到强身健体、预防疾病的目的。

(三)四季及节气养生

"春夏养阳、秋冬养阴""春捂秋冻""冬病夏治、夏病冬治"等都是四季养生的主要阐释。春季养生应当养神、养肝，应当早睡早起，穿宽松衣裤，多去自然界中游走；春季阳气生发犹如种子发芽，饮食应以滋补阴气、疏通气机为主，再配合生发阳气的食物，如牛肉、鸡肉、动物肝脏、葱、生姜、韭菜等。再如小满，是指夏季成熟的农作物籽粒开始灌浆饱满而未成熟的时候，此节气之后雨水逐渐增多，夏季闷热的天气即将到来，容易诱发风湿性疾病，因此这个节气的养生要做好预防暑湿的准备。同时，小满也是一年之中阳气最为旺盛的节气之一，人类容易心浮气躁、情绪波动大，所以平时要注意控制自己的情绪；饮食上应当以清淡为主，多吃苦味食物，如苦瓜等。

（覃鹏　四川大学华西第二医院）

第十六讲  死亡质量：临终关怀与优逝

第十六讲 死亡质量：临终关怀与优逝

一、死亡教育

死亡是一个可怕的话题，很多人都对死亡感到恐惧，从现实生活、影视作品中看到的各种意外事故，还有人们在医院里听到的各种噩耗，都让人感到非常恐惧。死亡是每个人都要面对的问题，虽然每个人对死亡都有自己的看法和体验，但是对于大多数人来说，死亡仍然是一个很大的问题。

人类对于死亡的恐惧可以追溯到很久很久以前。不断规避伤害和死亡是动物群体得以延续和壮大的重要原因，害怕是驱动个体规避伤害和死亡的动因，人类的动物属性也决定了害怕死亡存在于人类的潜意识里。

（一）人们为什么害怕死亡？

（1）对未知的恐惧：人们之所以会害怕未知事物是因为对未知事物的不了解，因为不了解而产生恐惧心理。这在心理学中被称为"不确定原理"。死亡是一个未知的领域，人们不知道死后会发生什么，这种不确定性和未知性会引起人们的恐惧。为了消除这种恐惧，人们会尝试了解死亡并探索死亡的领域，但是一些来自传说或者宗教等的信息可能矛盾，让人们感到困惑。

（2）对失去的恐惧：死亡意味着与亲人、朋友、爱人的永别，人们会担心失去自己所爱的人。这种相互信任、依赖的情感连接的失去也是人们害怕死亡的原因之一。

（3）对痛苦的恐惧：有些人害怕死亡是因为他们担心死亡会带来痛苦和折磨，特别是对于那些患有绝症或者面临生命危险的人来说，这种恐惧更加明显。

（4）对责任的恐惧：对于一些人来说，他们可能担心自己的死亡会给家人、朋友或者社会带来负面影响，这种责任和担忧也会让他们害怕死亡。

（5）对生命的热爱：有些人害怕死亡是因为他们非常热爱生命，他们享受生活中的美好时光，并希望能够继续下去。这种对生命的热爱也是人们害怕死亡的原因之一。

总之，人们害怕死亡的原因是多种多样的，每个人的情况不同。我们都应该珍惜生命，尽可能地让自己的生命变得有意义和充实。

（二）为什么我们很难谈论死亡？

人们不愿意谈论死亡的原因有很多种，以下是一些可能的原因：

（1）死亡是一个令人不安的话题，它可能会引发人们的焦虑、恐惧和悲伤。谈论死亡可能会让人们感到不舒服或情绪低落。

（2）死亡是一个难以理解的话题，对于许多人来说，它是一个未知的领域。人们可能不知道如何谈论死亡，或者不知道从哪里开始。

（3）在某些文化和社会中，死亡被视为不吉利或不合适的话题。人们可能会觉得谈论死亡会带来厄运或不幸。

（4）人们可能担心谈论死亡会引发其他人的悲伤或痛苦。他们可能不希望让其他人感到难过或担心。

（5）人们不愿意谈论死亡，可能是因为他们觉得自己无法控制它。死亡是一个不可避免的事实，人们可能会觉得谈论它只会增加焦虑和不安。

需要注意的是，每个人对死亡的看法和态度都可能不同。有些人可能更愿意谈论死亡，而有些人则可能更愿意避免谈论它。

（三）死亡是不可回避的话题，也是人类必须面对的终极问题

（1）生与死是一个终极问题。

从哲学、宗教、科学等多个角度，人们都对生与死进行了深入的思考和探讨。在哲学中，生与死是一个重要的议题，哲学家探讨了生命的意义、死亡的本质、人类的存在方式等问题。在宗教中，生与死也是一个核心议题，不同的宗教有着不同的死亡观和生命观。在科学中，生与死是一个重要的研究领域，科学家通过对生命的研究和对死亡的探索，试图理解生命的本质和死亡的原因。

尽管生与死是一个终极问题，但人们对于它的理解和认识是不断变化和发展的。随着科学技术的不断进步和人类对世界认识的不断深入，人们对于生与死的认识也在不断更新和扩展。

（2）谈到生命的时候，死亡话题便无法回避，它们是偶联在一起的，是矛与盾的关系。

生与死是生命的两个极端，它们之间有着密切的联系。在某种程度上，生与死是相互依存的，没有生就没有死，没有死也就没有生。在生命过程中，生与死也是交替出现的。每个人都必须面对死亡，无论是自己的死亡还是他人的死亡。而在生命的过程中，人们也会经历出生、成长、衰老等不同的阶段，这些阶段也是与死亡相伴随的。此外，生与死也与生命的意义和价值密切相关。人们常常通过对生命的理解和追求来寻找生命的意义和价值，而死亡也常常被视为生命的终结和价值的衡量标准之一。

因此，生与死是偶联在一起的，是人类生命的基本特征之一。它们相互依存、相互影响，共同构成了生命的完整过程。

枯木逢春尽发新，花香叶茂蝶来频。这个大自然中常见的现象形象地展示了生与死的并存关系。

（四）死亡并不可怕，它是生命的重要组成部分

1. 死亡其实是"美丽"的

每年深秋，大自然往往是色彩缤纷的，北京西山的红叶、内蒙古额济纳旗的胡杨林、四川光雾山绚丽多彩的彩林、四川大学华西校区金黄的银杏树等大小景点时刻向人们展示其美丽。在惊叹这些美丽景色的时候，有些人可能没有意识到这些美丽的风景都是由死亡的或者即将死亡的"秋叶"组成的。

"死亡是美丽的"这种说法在这里更是一种比喻或象征性表达，而不是简单的字面上的意思。死亡被视为生命周期的一部分，是不可避免的。在这种观点下，死亡可能被视为一种自然的、不可避免的过程，而不是一种消极的事件。因此，在某些情况下，人们可能会将死亡描述为"美丽的"，以强调其自然和不可避免的性质。

另外，在某些艺术作品和文学作品中，死亡也被描绘为"美丽"的。例如，在一些诗歌和小说中，死亡被描述为一种神秘、美妙的体验，是人们通往另一个世界的门户。在这种情况下，"死亡是美丽的"这种说法可能是一种艺术手法，旨在通过描绘死亡的"美丽"来唤起人们对生命的深刻思考。

需要注意的是，"死亡是美丽的"这种说法并不适用于所有人或所有情况。对于某些人来说，死亡可能是一种可怕的、令人痛苦的经历，而不是"美丽"的。每个人对于死亡的看法和态度都是不同的，这取决于他们的文化、个人经历和价值观等因素。虽然"死亡是美丽的"是一种比较有争议的说法，不同的人可能会有不同的看法和理解，但无论对

死亡的看法如何，我们都应该珍惜生命，尽可能地过好每一天。

2. 面对死亡的态度

（1）接受死亡：死亡是生命周期的一部分，是不可避免的，因此人类应该接受死亡并试图从中寻找意义和启示。

（2）关注生命质量：与其担心死亡，不如关注生命质量，充分利用生命给予的时间和机会，追求自己的梦想和目标。

（3）保持乐观：保持乐观的态度，相信即使在面对死亡时，生命中仍然有美好的事物和值得珍惜的时刻，从积极的角度看待生命和死亡，尽可能地充分利用活着的时间，追求自己的梦想和目标。

二、死亡定义

（一）人类死亡的定义及其衍变

对死亡的定义是人类世界观一个重要的内容，是一个永恒的话题。从人类意识觉醒开始关注生命的时候，也关注到它的反面：死亡。

在古代或者传统意义上对死亡的定义很多是在哲学层面上的描述。随着科学的进步和发展，人类社会开始用科学的方法对死亡特别是人类的死亡进行探索，从肉眼可见的体征到细胞甚至基因层面不断深入。在二十世纪六七十年代由于脑死亡定义的出现，这种讨论达到顶峰，它涉及医学、社会学、法律学、公共政策等各个方面。

（二）中国传统文化对死亡的定义

（1）失神说：失神者死，得神者生。

失神说认为死亡是生命的终结，是灵魂或精神离开身体。根据失神说，当一个人死亡时，他们的灵魂或精神就离开了身体，导致身体失去了生命力和功能。失神说认为，死亡不仅仅是身体的死亡，更是灵魂或精神的死亡。当一个人死亡时，他们的灵魂或精神不再存在于这个世界上，因此死亡是不可逆转的。

（2）气散说：气聚则生，气散则死。

气散说认为人的生命是由气组成的，当人死亡时，气就会散去，导致生命的终结。气指的是一种无形的、流动的能量，是构成宇宙万物的基础。在气散说中，人的生命是由气组成的，当人死亡时，气就会离开身体，导致身体的死亡。气散说认为，人的生命是有限的，而死亡是不可避免的。当人死亡时，他们的气会散去，身体也会逐渐腐烂。但是，气并不会真正消失，它会继续存在于宇宙中，可能会重新进入其他生命体中。

总之，这两种学说里的"神"和"气"不是指具体的、可以感知的物质，是具有抽象性和形而上特征的概念。

（三）西方文化对死亡的定义

在西方文化中，死亡通常被定义为生物体生命的结束。从古希腊哲学开始，死亡就被定义为生命的终结。柏拉图认为死亡是灵魂离开身体，而亚里士多德则认为死亡是生物的自然终结。这些古代哲学家认为死亡是不可避免的，但也是生命周期的一部分。

现代文化对死亡的定义更加复杂。心理学家弗洛伊德认为，死亡是人类潜意识中的一部分，是人类对生命的本能渴望。艺术家则用各种形式的艺术作品来探索死亡的主题，比如文艺复兴时期的绘画和现代电影。

尽管西方文化对死亡的定义不尽相同，但人们对死亡的恐惧和敬畏却是一致的。人们常常通过宗教、艺术、哲学等方式来思考和处理死亡，以减轻死亡带来的恐惧和痛苦。

罗伯特·威契是著名的文学家、哲学家，也是一名医学教授，他的死亡定义吸收了现代医学的知识和技术经验，而不是基于宗教、哲学或文化传统。他对死亡的定义得到了当时许多学者的认可。罗伯特·威契提出了一个新的死亡定义，即"生物学死亡"，认为死亡意味着一个活体状态的完全改变，这种改变被鉴定为某些特征的丧失，而这些特征对于活体来说，在本质上是重要的。人的活体相对于死亡本质，最重要的不同是呼吸和脉搏，呼吸和脉搏的消失意味着人活体状态的完全改变，也就是死亡。

（四）现代医学对死亡的定义

1. 心脏死亡

《布莱克法律词典》作为全球法律领域权威词典，1951年将死亡定义为：生命之终结，人之不存；即在医生确定血液循环全部停止及由此导致的呼吸、脉搏等生物生命活动终止之时。它从病理学角度用血液循环的停止代表心脏跳动的停止，并将其置于呼吸之前的地位。我国《辞海》等词典也肯定了这种观点。

在医疗实践和人们日常生活中，也是把心脏跳动停止等同于人的死亡，其具有坚实的科学依据。

但是随着医学的进步，心脏死亡标准的缺陷和由此带来的社会及法律冲突越来越明显：

（1）不断涌现的肺和心脏替代医疗器械使患者在自身心脏和肺功能丧失之后，可以在人工器械替代的情况下存活很长时间。患者"血液循环"的人工维持在有足够的资源支持的情况下永不停止，这类患者可不可以定义为"永生"？

(2) 器官移植的兴起和发展给传统的心脏死亡定义带来挑战。

移植器官主要来源为被宣布临床死亡的躯体，但是移植器官存活的基本条件又是必须保证这些器官有充足的来自血液循环的氧和营养的供给，如果以血液循环的停止作为人死亡的标准就会导致待移植器官存活率大幅降低而导致移植失败。反之，除了亲人主动贡献出器官，在血液循环未停止的机体上获取器官则严重违背了伦理，甚至违反法律。

(3) 不能解决植物人所带来的经济和道德问题。

通常心、脑、肺三脏中任何一脏死亡都会立即导致其余两脏死亡，进而导致个体死亡。这三个重要脏器之间构成一个互为依托的因果链，而体外循环和呼吸机等现代医疗器械打断了这个因果链。人脑死亡之后，可使用体外循环和呼吸机等现代医疗器械使患者在脑功能完全丧失的情况下继续维持心肺功能，从而使整个机体及脏器组织继续存活。这种继续存活的机体，俗称植物人。为了维持植物人的生存，需要花费大量的医疗资源。用巨资维持植物人的生命，不仅加重国家和家庭的经济负担，耗尽患者亲友的心血，而且会造成卫生资源分配不公，使部分可以救治的患者因缺乏资源和机会而离世。

(4) 许多学者认为人除有生物属性外还具有社会属性，是人之所以为人且区别于其他生物的最根本属性（关键的特征）。简言之，患者在一定的社会关系中扮演一定的社会角色。人类社会对人的死亡定义通常有生物学死亡和社会学死亡两个层面，社会属性在生物属性之上，社会学死亡的本质表现是人的社会属性丧失，在植物人状态下常见。有学者认为植物人因为社会学死亡而不再是"人"，仅仅是"活的细胞堆集体"，从"人"角度可以判定其已经死亡。

2. 脑死亡

现代医学认为体现人社会属性的生物学基础是脑而不是传统以为的

心，因此，脑是决定个体是否死亡的中枢性重要器官，脑死即神灭人亡，脑存则神存人存。人们从这个层面开始思考死亡的含义时，"脑死亡"的概念就出现了。

脑死亡概念的提出是现代医学快速发展的必然结果，是传统心脏死亡定义的补充和完善。

1968年美国哈佛大学医学院首次提出了脑死亡的概念：死亡是包括脑干在内的全脑功能丧失的不可逆转的状态。

著名的"哈佛标准"如下：

①昏迷不可逆转，对外界刺激毫无感觉和反应。

②自主呼吸永久性丧失。

③两侧瞳孔散大、固定、对光反射消失，脑电波呈一条水平线等电位脑电图。

④以上各项检查结果在第一次检查后24小时复查不变者。

许多学者对"全脑功能丧失"的含义和标准，以及脑电图的意义分歧较大。针对脑死亡的定义和标准，主要有三个流派：

全脑死亡流派：以美国哈佛大学学者为代表。他们认为，仅有脑干功能丧失不能代表脑死亡，脑死亡必须包括脑干和大脑功能同时丧失。

脑干死亡流派：以英国学者为代表。英国在1976年、1979年和1995年先后3次公布了脑死亡标准，明确规定脑死亡的判定主要根据意识丧失、自主呼吸停止或者靠人工呼吸机维持和脑干反射消失，而不需采用任何确诊试验（如脑电图）来证实。脑干死亡流派认为，脑干是中枢神经系统的关键部位，它不仅控制心跳、呼吸中枢和全部脑神经功能，而且掌握意识的"开关"，一旦脑干被破坏，一切脑干反射和呼吸、心跳功能将全部消失，并且由于脑干上行网状结构的破坏，大脑皮质的意识和认知功能也会丧失。因此，脑干功能丧失必将最终导致患者全脑功能丧失而死亡。

高级脑死亡流派：该流派的学者认为人的知觉和认知不可逆地丧失就是死亡，尽管此时脑的某些部分（如脑干）仍保有一定的功能，但个体已经死亡。他们认为人的个体生命活动不仅有其生物性，而且有更重要的社会性，即每个个体不仅具有复杂的生理功能，而且还有更复杂的意识、认知、思维、行为和情感等活动，这也是人与一般生物体最重要的不同和特殊性（重要功能）。这些功能的丧失就标志着人的死亡。

3. 死亡判定的"双轨制"

1980年美国统一法律委员会（ULC）的《统一死亡判定法》（DDA）对死亡的判定作出了明确的规定：

(1) 循环和呼吸功能不可逆终止（心肺死亡），或；

(2) 包括脑干在内的全脑功能不可逆终止（脑死亡）。

死亡的判定必须符合公认的医学标准。这一法规于1981年得到批准。从此，死亡的判定出现了双轨制，即心肺死亡和脑死亡，任何一种死亡均可判定为死亡。

三、死亡的意义

（一）齐生死

从哲学层面讲，诞生和死亡是生命不可或缺的部分。死亡是诞生的前提条件，阻止死亡也就阻止了诞生，这是死亡的意义。

辩证唯物主义认为，否定是死亡的动因，但不是生命的失败，而是新生的前提。故乐生悲死不是人类面对生死的正确态度。

中国古代思想家、哲学家庄子认为：生与死价值同等。生不等于"善"，死不等于"恶"，生不等于"是"，死不等于"非"，故生不必乐，死不必哀，"哀生死、齐哀，乐生死、齐乐"。

（二）关于死亡的虚无悲观主义和及时行乐的享乐主义

人有生必有死，物有成必有灭，有些人认为既然诞生即意味着死亡的开始，又何必诞生？

死亡的虚无悲观主义是一种哲学观点，认为死亡是人类存在的不可避免的终结，是所有生命的虚无和无意义。这种观点认为，死亡使人类的生命变得毫无意义，因为它最终摧毁了一切，包括个人的意识、记忆、成就和关系。

持有这种观点的人常常感到极度沮丧和绝望，因为他们无法找到任何能够超越死亡的意义和目的。他们可能会认为生命只是一种短暂的幻觉，没有任何真正的价值和意义。

然而，需要注意的是，这种观点并不是普遍适用的，也不是很多人认同的。许多人认为生命具有内在的价值和意义，即使死亡是不可避免的。他们可能会从宗教、哲学、艺术、科学等方面寻找生命的意义和目的。

另一个极端是及时行乐的享乐主义。这也是一种部分人崇尚的人生哲学，认为人生短暂，应该尽可能地享受生活中的美好时光。这种观点认为，人们不应该把时间浪费在担心未来或后悔过去上，而应该专注于当下，尽可能地享受生活中的每一刻。享受生活，追求精神上的满足无可厚非，但如果沉迷于追求物质上的享受则不可取。

专注于当下并不意味着放弃对未来的规划和准备。

生如夏花之灿烂，死如秋叶之静美。只有活得精彩，死亡来临的时候才能从容平静地面对。

总之，正如每个人的诞生有意义，每个人的死亡也有其意义，可能个体死亡的意义相对于人类社会来讲价值或大或小，但是对于个体来讲绝对是最有价值和意义的。安宁疗护工作者的任务之一就是通过尊严治疗、生命回顾等手段和方法帮助患者或家属找到和发现其生命和死亡的意义。

四、死亡质量

（一）死亡质量的定义

"死亡质量"是一个医学和社会学概念，通常指的是人们在生命的最后阶段所经历的身体和心理健康状况，以及周围环境对他们的影响，包括以下几个方面：

（1）医疗护理：患者在生命最后阶段所接受的医疗护理的质量，包括治疗方案的有效性、医护人员的态度和关注度等。

（2）身体舒适度：患者在生命最后阶段的身体舒适度，包括疼痛控制、睡眠质量、营养状况等。

（3）心理支持：患者在生命最后阶段所得到的心理支持，包括家人、朋友、医护人员等对他们的关注和支持。

（4）环境因素：患者在生命最后阶段所处的环境，包括医院的设施、卫生状况、噪声水平等。

（5）社会支持：患者在生命最后阶段所得到的社会支持，包括社区服务、志愿者组织等。

死亡质量的高低对于患者和家属的心理健康和生活质量有着重要的

影响。因此，提高死亡质量是医学和社会学领域的一个重要目标。

高质量的死亡是舒服和有尊严的，低质量的死亡是痛苦和没有尊严的。控制痛苦症状是安宁疗护的最基本要求，是基石，是安宁疗护好与坏的分界线。"疗"指的是安宁疗护的医学部分——姑息医学，"护"指的是姑息医学以外的其他部分。"疗"与"护"结合才能让患者"安宁"。

（二）地区和人群死亡质量的评价指标

2015年，《经济学人智库》发布了第二次全球多个地区人群死亡质量指数，而死亡质量指数的高低取决于对80个国家和地区的姑息治疗质量排名。该指数针对的是某一地区人群死亡质量的评估，包括可能与姑息治疗服务质量相关的投入和健康结果的组合，使用了五个类别加权标准，分别是姑息治疗和医疗环境、人力资源、护理的可负担性、护理质量、社区参与度。

五、濒死患者死亡质量的提高

全世界，特别是发达国家，医院是最常见的死亡地点。但这些医院通常不能也不会是为生命末期患者提供整体关怀的最佳环境，部分原因是这些医院的医护人员关注的焦点是改善和维持患者的器官系统功能，不断尝试治愈不能治愈的疾病。

（一）濒死患者及其家属应该得到尊重和满足

（1）家属有获得患者在未来几小时或几天内死亡可能性的信息，并且进行明确的交流，根据需求和愿望做出决定和采取相关的行动，及时根据变化修改相关的决定的权利。

（2）患者及其家属有获得与安宁疗护团队交流及那些对患者很重要的人的体恤和关心的权利。

（3）患者及其家属有参与今后面对濒死时想要的治疗和关怀计划的制订的权利。

（4）服务团队应该积极帮助寻找出家属和对濒死患者而言重要的其他人员的需求，尽可能给予多的尊重，尽量满足其需求。

（5）患者及其家属有获得达成共识的个体化关怀计划的权利，包括食物、饮水、症状控制和心理的、社会的和心灵的支持等，协调和带着同理心为患者提供关怀。

（二）整体关怀计划制订的原则

（1）制订生命末期整体关怀计划的关键是要提前与患者及其家属进行良好的交流，患者进入濒死状态时需要和家属及对患者来讲十分重要的人进行良好的沟通。

（2）由资深的医生对患者的状况进行评估，确认排除可逆转原因，确定患者已经进入濒死状态且不可逆转。

（3）确认患者几天或几小时内将要死亡的状况，让患者家属做好患者死亡准备。

（4）一旦确定患者几天之内可能去世，就必须迅速为患者制订个体化的关怀计划。

（5）要在患者尚有能力做决定时，就其对预后的理解、现实的期待、优先解决的困扰，包括在哪里死亡等预先遗嘱进行梳理。

（6）对于没有能力做决定的患者，评估并确认先前做决定的记录和文件，如预嘱、不再做心肺复苏的要求是否真实反映了患者和其家属的愿望等，在照护过程中遵守预先做出的决定。

（7）必要时酌情与监护人、家属再交流和再确认制订的计划和内容。

（三）生命末期患者最后几天的整体关怀计划涉及的工作

（1）家属及团队面对的现实之一：患者的病情正在恶化，正在逼近死亡。

照护团队应该做的计划和工作：

①告知家属患者濒临死亡，让家属做好患者死亡的准备。

②检查患者是否先前提出过希望的死亡场所，并和家属就细节进行讨论。

③死亡场所里要确保适合关怀濒死患者的最佳小环境。

④检查是否签署拒绝心肺复苏（DNR）同意书，和患者家属等反复确认细节，在病程记录中记载讨论的详细情形。

针对居家的患者：

为家属提供恰当的口头和书面的他们可能需要的完整信息。许多家庭都是第一次面对亲人去世，这一重大事件的来临往往让家属措手不及。尽早告知患者家属关于患者去世后根据当地的文化和风俗需要准备的事项，以及法律法规的相关规定，为家属提供相关社会组织和机构的联系方式等，让家属在患者去世后能从容不迫、有条不紊地处理患者的后事。

给家属提供联系电话，满足其与医院取得联系的愿望。患者在家去世的过程中会出现一些痛苦不适的临床表现，通常让家属无所适从、焦虑不安，在这种情况下，他们首先想到的就是咨询医疗团队，因此给家属提供随时可以联系上的联系方式至关重要。

（2）家属及团队面对的现实之二：患者可能会出现的、与濒死相关的痛苦症状。

照护团队应该做的计划和工作：

①在患者有做决定能力的时候与患者或者家属讨论哪些症状需优先解决，在患者进入濒死过程中，再次和家属讨论最重要的或者优先处理的症状。

②应该每天定时对患者的症状和体征进行评估并进行相应的处理。

③医生要对团队成员明确指示：可以停止哪些检查？停止哪些药物？

④医生要确认在生命末期关怀的药物医嘱。医生要明确告诉照护团队，当患者出现痛苦症状时该如何处理，特别是对居家的患者尤为重要。

（3）家属及团队面对的现实之三：随着患者病情的恶化，营养需求可能改变。

照护团队应该做的计划和工作：

①尽量满足和支持患者的进食和饮水需求，如果有食物经气道吸入的风险，需与家属讨论继续进食的收益和风险。

②随时考虑我们的营养措施是不是"必须"，濒死阶段的患者通常只需要很少的热量来维持身体的功能。

③酌情考虑患者是否从输液中受益。如果输液不能为患者带来好处，甚至增加痛苦，就应该减少甚至暂停输液。

④濒死阶段的患者口腔卫生十分重要，照护团队应该酌情给患者每3-4小时1次的口腔护理和提供解决口腔干燥问题的方案。

（4）家属及团队面临的现实之四：随着患者病情的恶化，患者躯体照护的需求可能会增加。

照护团队应该做的计划和工作：

①尽可能地满足患者在卫生方面的需求，做好患者的个人卫生，让

患者整洁干净。

②保持患者的皮肤完整。

③确定安置气垫床,每2-4小时翻身是不是"必须"的?如果定时翻身给患者带来痛苦,就应该暂停翻身,在护理评估中记录患者因翻身出现痛苦的情形。

④每4-6小时评估小便状况。酌情应用尿垫,安置尿管。观察是否有尿潴留,后者是引起谵妄的常见原因。

⑤对患者的大便情况做出评估,如是否腹泻、便秘。

⑥酌情进行坠床和跌倒风险评估。

(四)良好的医患沟通在整体关怀计划制订中的作用和意义

医护人员具有良好的医患沟通能力至关重要。

(1) 有利于团队所提供的躯体、精神、心理、社会等照护和患者及其家属的理解、关注点相吻合。

(2) 有利于和家属讨论、评估常规检查的必要性,记录异常体征和血糖监测、吸氧和抗生素的应用等的合理性。

(3) 有利于就患者的营养支持方案达成一致。

(4) 有利于就药物评估和应用达成共识。

(5) 有利于就器械和药物的应用合理性和重要性达成共识。

(五)患者知情同意能力与整体关怀计划的制订

(1) 患者在制订整体关怀计划时的精神/行为能力是判断关怀计划是否有效的重要依据。

(2) 检查患者是否有预先关怀计划(ACP),或者是否在精神/行为能力正常的情况下表达过自己的意愿,检测ACP或意愿现在是否依然有效。

(3) 如果患者没有相关的预先决定/预嘱，而且找不到相关的法律代理人，那么责任医生必须从患者的整体利益最大化角度制订关怀计划。

(4) 在病历中明确记载患者是否理解和签署末期关怀计划的知情同意书情形。

（六）制订整体关怀计划的注意事项

(1) 制订整体关怀计划一定要邀请家属参与，并与家属达成共识；审视关怀计划是否让患者获得最佳受益；如果团队成员对患者或者家属提出的预先关怀计划有反对意见，就应该停下来进行讨论。如果依然达不成共识，必要时，应将患者的关怀照护转介给其他能够执行其 ACP 的健康执业机构。

(2) 特别提醒：

①在患者或者家属充分知情和进行交流后，确认不再做心肺复苏的，监护人必须签字确认，如果可能，由患者本人预先签字。

②了解家属的需求，重视和尽可能地满足相关需求。

③涉及对关怀计划做出重大决定的，要保证家属有足够的咨询思考时间和反悔的机会。

(3) 涉及最后几天不再采取某些照护措施的，以下两种情形是照护团队必须拒绝的。

①要求不再为患者提供基本照护，如温暖舒适住所、必要的卫生措施、必要的口服食物和液体（如果患者有需求）。

②撤除照护措施的目的是结束患者生命（安乐死）。

（七）濒死患者恰当的治疗

对于生命末期患者做出医疗决定的某些挑战是不再进行治疗或者撤

除部分可能延长生命的治疗，如抗菌药物、支持营养和输液、人工通气等。

医护人员必须清醒地记住所有的患者最终都必然会死亡这一事实。对于生命末期特别是濒死患者，医生没有被法律或伦理赋以责任和义务要"不惜一切代价"维护生命。当一名患者已经明显处于濒死状态时，治疗的优先级发生了变化。在安宁疗护、姑息关怀领域，治疗的优先不总是指延长生命，而是要尽可能地使生命保持舒服和有意义。

"像尊重诞生一样尊重死亡"表达了对生命和死亡的尊重和敬畏，强调我们应该以同样的态度来对待生命的开始和结束，而不是将它们视为对立或无关的事件。

死亡是生命周期的一部分，是不可避免的事实。尊重死亡意味着接受和理解这个事实，并认识到每个人都有一天会死亡。尊重死亡还包括对死者的尊重，我们应该给予他们应有的尊重和敬意，这包括遵守适当的礼仪和传统，以及保护他们的隐私和尊严。尊重死亡也意味着我们应该认真对待生命，珍惜每一天，充分利用我们的时间，以实现我们的目标和梦想。

（蒋建军　四川大学华西第二医院）

参考文献

参考文献

[1] Huang C, Li BS, Xu KR, et al. Decline in semen quality among 30636 young Chinese men from 2001 to 2015 [J]. Fertility and Sterility, 2017, 107 (1): 83-88.

[2] Levine H, Jørgensen N, Martino-Andrade A, et al. Temporal trends in sperm count: a systematic review and meta-regression analysis [J]. Human Reproduction Update, 2017, 23 (6): 646-659.

[3] Levine H, Jørgensen N, Martino-Andrade A, et al. Temporal trends in sperm count: a systematic review and meta-regression analysis of samples collected globally in the 20th and 21st centuries [J]. Human Reproduction Update, 2023, 29 (2): 157-176.

[4] 曹泽毅. 中华妇产科学 [M]. 3版. 北京: 人民卫生出版社, 2014.

[5] 金星明, 静进. 发育与行为儿科学 [M]. 北京: 人民卫生出版社, 2020.

[6] 李昕, 李豫, 邵骏, 等. 中国有生育力男性精子浓度35年变化趋势分析 [J]. 中华男科学杂志, 2021, 27 (7): 645-648.

[7] 刘金花. 儿童发展心理学 [M]. 2版. 上海: 华东师范大学出版社, 1997.

[8] 王玉凤. 注意缺陷多动障碍 [M]. 北京: 北京大学医学出版社, 2019.

[9] 谢幸, 孔北华, 段涛. 妇产科学 [M]. 9版. 北京: 人民卫生出版社, 2018.

[10] 中华医学会妇产科学分会产科学组,中华医学会围产医学分会. 正常分娩指南[J]. 中华围产医学杂志,2020,23(6):361－370.

[11] 中华医学会妇产科学分会产科学组. 孕前和孕期保健指南(2018)[J]. 中华妇产科杂志,2018,53(1):7－13.

[12] 中华医学会妇产科学分会妇科内分泌学组. 异常子宫出血诊断与治疗指南(2022更新版)[J]. 中华妇产科杂志,2022,57(7):481－490.

图书在版编目（CIP）数据

敬畏生命：全生命周期健康 / 蒋小辉，沈英，李定明主编． -- 成都：四川大学出版社，2025.7． -- （明远通识文库）． -- ISBN 978-7-5690-7494-9

Ⅰ．R19

中国国家版本馆CIP数据核字第2025TR7918号

书　　名：	敬畏生命：全生命周期健康
	Jingwei Shengming: Quan Shengming Zhouqi Jiankang
主　　编：	蒋小辉　沈　英　李定明
丛 书 名：	明远通识文库
出 版 人：	侯宏虹
总 策 划：	张宏辉
丛书策划：	侯宏虹　王　军
选题策划：	周　艳
责任编辑：	周　艳
责任校对：	倪德君
装帧设计：	墨创文化
责任印制：	李金兰
出版发行：	四川大学出版社有限责任公司
地址：	成都市一环路南一段24号（610065）
电话：	（028）85408311（发行部）、85400276（总编室）
电子邮箱：	scupress@vip.163.com
网址：	https://press.scu.edu.cn
印前制作：	四川胜翔数码印务设计有限公司
印刷装订：	四川省平轩印务有限公司
成品尺寸：	165 mm×240 mm
印　　张：	14.5
插　　页：	4
字　　数：	197千字
版　　次：	2025年8月 第1版
印　　次：	2025年8月 第1次印刷
定　　价：	68.00元

本社图书如有印装质量问题，请联系发行部调换

版权所有 ◆ 侵权必究

扫码获取数字资源

四川大学出版社
微信公众号